# 杂病阐微

主　编　顾景辉

四川科学技术出版社

**图书在版编目(CIP)数据**

杂病阐微 / 顾景辉主编；郝颖，孙俊建副主编. --
成都：四川科学技术出版社，2024.6
ISBN 978-7-5727-1386-6

Ⅰ.①杂… Ⅱ.①顾… ②郝… ③孙… Ⅲ.①中西医
结合疗法 Ⅳ.①R45

中国国家版本馆 CIP 数据核字(2024)第 111293 号

## 杂病阐微
### ZABING CHANWEI

| | |
|---|---|
| 主　　编 | 顾景辉 |
| 出 品 人 | 程佳月 |
| 选题策划 | 鄢孟君 |
| 责任编辑 | 王星懿 |
| 责任校对 | 刘珏伶 |
| 封面设计 | 聚华文化 |
| 责任出版 | 欧晓春 |
| 出版发行 | 四川科学技术出版社 |
| | 成都市锦江区三色路 238 号　邮政编码 610023 |
| | 官方微博 http://weibo.com/sckjcbs |
| | 官方微信公众号 sckjcbs |
| | 传真 028－86361756 |
| 成品尺寸 | 148 mm×210 mm |
| 印　　张 | 7.75 |
| 字　　数 | 190 千字 |
| 印　　刷 | 成都蜀通印务有限责任公司 |
| 版　　次 | 2024 年 6 月第 1 版 |
| 印　　次 | 2024 年 6 月第 1 次印刷 |
| 定　　价 | 42.00 元 |

ISBN 978-7-5727-1386-6

邮　　购:成都市锦江区三色路 238 号新华之星 A 座 25 层 邮政编码:610023
电　　话:028－86361770

# 编委会

# 前　言

　　本书是在北京中医药薪火传承"3＋3"工程王道坤名医传承工作室（简称"工作室"）三年的建设基础上，为传承王道坤教授在临床中应用发挥、在实践中守正创新的数十年经验编写而成。

　　结合具体的病和症，本书既有名老中医的验方惠疾，又有遵循经典，悟而所得的灵感效用；既有疑难证候的巧思妙解，又有中西协同客观指标治疗前后的迥然不同。

　　本书运用形象的语言予以阐述，重在突出中医的思维，同时在医案的书写中，特别点睛式强调了组方中关键药物的应用。全书述传承而不拘泥，重思维而以启迪。

　　我们在整理病案这一过程中，皆有所悟所得，也希望给即将步入临床工作的中医医学生以启发，同时和已经走入临床岗位的同行们以共鸣，希望能和阅读者的思维认识达成一致，得到良好的反馈。

顾景辉

2023 年 11 月

# 序

每与同门同道相聚时,大家谈医说药,探讨病证,总也绕不开中医药发展的主脉——"传承创新"四个字。我行医五十六年,教学四十余年,所传弟子百余名,所行、所教、所医、所书都在感受着这四个字的要求和鞭策。

如何做好传承,如何落实创新,我想这是一个借鉴、临证、积累、传教,最后共同总结的过程,然后让更多的有效成果去验证,这就是中医药源源不断绵延几千年的生命力所在。为师者总结经验,学生在老师经验上发挥,发挥后应验于患者,这是我们当代医者一直在遵循和实践的道路。然而时代在飞速发展、日新月异,在当代做好中医药的传承,已不仅仅是知内经、读伤寒、多临诊,如何面对新科技并在新科技辅助下做好创新,更是我们新老中医人需要去思考的。

有幸依托北京市第一中西医结合医院,我和学生们一起建设了北京市中医药薪火传承"3+3"工程名老中医传承工作室。在工作室三年的运行过程中,我和学生们接诊了数以万计的患者,在西医的验证下也解决了很多传统中医暂无成熟治疗方法的疑难病,治愈了很多西医能叫出名字但没有更好治疗方法的顽疾。然而我感觉一切还在路上,纯中医的优势病种、用药的精准化,还需要我们凝练、实践。

之前常听一位师弟说起一位中医前辈，行业内对那位前辈的评价很高，说他传承的不仅仅是前辈的经验，更是前辈的精神，何谓"精神"，即"为苍生疾苦，毫无保留，倾囊以授"，愿求学者因为我所授，精髓可知，并可发扬应用；愿天下求医者因我相传，作为参考，病痛能医。

王道坤

2023 年 10 月

# 王道坤教授简介

王道坤,男,1941 年 9 月出生,山西和顺县人,中国农工民主党党员,教授,博士生导师,主任医师,全国中医各家学说委员会委员,全国医学史委员会委员,甘肃省中医药学会理事,甘肃省高等教育委员会理事,北京中医药大学中医临床特聘专家,北京市朝阳区中医药薪火传承"3＋3"工程名老中医传承工作室指导老师。

1961 年,王道坤考入北京中医学院(现北京中医药大学),师从任应秋、王绵之、颜正华、刘渡舟、董建华、印会河、周信有、刘弼臣等名师名医。1967 年,大学毕业后,响应国家号召,到甘肃省金塔县属公社卫生院工作。1976 年,调入甘肃省酒泉地区医院,从事中医临床工作,因医术精湛,被破格提拔为主治医师。1983 年,调至甘肃中医学院(现甘肃中医药大学),在中医临床医疗系任教,同时在其附属医院脾胃病科出诊。2004 年,被甘肃省人民政府授予"甘肃省名中医"的荣誉称号。2005 年,他把一片真情送给学院的莘莘学子,从自己的积蓄中拿出 10 万元设立"王道坤英才奖学金",这是王道坤教授作为中医药学界大家和长者风范的又一次集中体现,更是对中医药事业发展的关心和支持。2006 年,获甘肃省第二届"教学名师奖",并获中华中医药学会"中医药传承特别贡献奖"。为全国老中医药专家学术经验继承工作指导老师、"十一五"国家科技支撑项目专家,享受国务院特殊津贴。被甘肃中医药大学和中国中医科学院聘为博士生导师。

出版著作12部,发表论文40余篇,主要著作有《医宗真髓》《新脾胃论》《晚年从医一点通》《决生死秘要》等。获国家级奖4项,荣誉证书3项;省厅级奖和荣誉证书21项。从教40余年来,培养硕博研究生25名,作为全国及甘肃省名老中医学术经验继承工作指导教师,培养优秀学术继承人10名。

从事中医临床工作50余年,医德高尚,成就显著,提出"调五脏以安脾胃"的学术观点,创拟疏肝和胃汤、宁心安胃汤、宣肺和胃汤等经验方,疗效显著。重视发掘和应用敦煌医学,精研敦煌医方,如撷牛黄丸、大补脾汤等良方,针对胃癌从虚、实、寒、热、气、血辨证,发挥前贤"养正积自除"经验,创立"敦煌医学方证论治"体系,分10个证型,创拟10首良方,研制出敦煌石室大宝胶囊。重视学术传承,创新教育理念。主张学生自主学习,教师授课以激发学生学习兴趣和提高自信心为主,传授知识次之。创立"42字教学法",传授"成才曲",旨在教导学生诚信做人、高效治学。对学生的要求是"一二三四五",即树立一个整体观,学好两论(矛盾论、实践论),牢记三百首良方,掌握四百味中药,熟读五部著作即四大经典和《中医各家学说》。在继承以李杲为代表的历代医家脾胃学术成果的同时,积极吸取现代科技和中西医最新研究成果,拟定化瘀消痞汤,研发出"萎胃灵"系列院内制剂,治愈海内外慢性萎缩性胃炎及癌前病变患者3万多例,根据大量的中医临床实践,改写了"萎缩性胃炎的腺体、肠化、增生不可逆"的论断,并且早在1994年,就被崔月犁、董建华等专家评为"治疗慢性萎缩性胃炎疑难症"的专长医家。

# 主编简介

顾景辉,北京市第一中西医结合医院治未病科主任,首都中医榜样人物,首都卫生健康青年专家库成员,首届朝阳中青年名中医,2022年度朝阳群众好榜样。北京中医药薪火传承"3+3"工程王道坤名医传承工作室负责人。

曾师从国医大师余瀛鳌,首都医科大学附属北京中医医院原院长、首都国医名师王莒生,全国脾胃病知名专家王道坤等多位全国知名专家。

个人从事中医临床的医疗工作16年,临诊十几万人次,读经典、看医案,在实践中磨砺,在磨砺中寻不足,行医不限于医,在思考与总结中而有所悟。敢于接手和挑战疑难病,曾单纯用中药治疗近千例顽固人乳头瘤病毒(HPV)感染并伴有癌前病变的患者,效果明显,并总结出"温、情、宜、居"防病养生法则;用养血生肌、行气通络的思路针对治疗萎缩性胃炎伴肠上皮化生效果理想;针对带状疱疹的治疗主张两步分治法,前期治疗最为关键,总结出"六、四、三、二、一"解毒法,3~14天痊愈率90%。同时针对其他疾病遵循"变中求辨",方能把握治病主动权。

先后任中华中医学会科普委员会委员;中华中医学会亚健康分会委员;北京中西医结合学会治未病分会委员;北京中西医结合学会睡眠分会委员;医院制剂科研创新与推广委员会委员;北

京健康管理协会中医药专家委员会委员;朝阳区中医协会理事;朝阳区代谢病协会常务理事。发表论文 20 余篇,参编著作 4 部。

# 目　录

**第一章　内科疾病** ………………………………………… 1

第一节　心血管类 ……………………………………… 1

第二节　内分泌类 ……………………………………… 17

第三节　消化系统类 …………………………………… 29

第四节　神经系统类 …………………………………… 46

第五节　呼吸系统类 …………………………………… 57

**第二章　皮肤及甲状腺、乳腺外科疾病** ……………… 65

第一节　带状疱疹 ……………………………………… 65

第二节　甲状腺结节 …………………………………… 72

第三节　尖锐湿疣 ……………………………………… 76

第四节　皮肤淀粉样变 ………………………………… 82

第五节　乳腺结节 ……………………………………… 87

第六节　湿疹 …………………………………………… 92

第七节　荨麻疹 ………………………………………… 96

第八节　紫癜 …………………………………………… 101

**第三章　妇科疾病** ……………………………………… 105

第一节　月经病 ………………………………………… 105

第二节　不孕症 ………………………………………… 125

第三节　痛经 …………………………………………… 132

第四节　产后病 …………………………………… 137

第五节　女性盆腔炎 ………………………………… 144

第四章　男科疾病 ……………………………………… 147

第一节　前列腺炎 …………………………………… 147

第二节　性功能障碍 ………………………………… 151

第五章　儿科疾病 ……………………………………… 156

第一节　小儿过敏性鼻炎 …………………………… 156

第二节　小儿多动症 ………………………………… 161

第六章　疑难病 ………………………………………… 165

第一节　电解质紊乱 ………………………………… 165

第二节　口腔扁平苔藓 ……………………………… 170

第三节　多汗症 ……………………………………… 175

第四节　牙龈出血 …………………………………… 180

第五节　鼻出血 ……………………………………… 184

第六节　长期低热 …………………………………… 189

第七章　肿瘤(癌)及癌前病变 ……………………… 194

第一节　脑瘤 ………………………………………… 194

第二节　前列腺癌 …………………………………… 197

第三节　肺癌 ………………………………………… 200

第四节　宫颈癌及癌前病变 ………………………… 204

第五节　胃癌及癌前病变 …………………………… 208

第八章　用药规律、特点与分析 ……………………… 213

附录　有效案例图片和工作室记录图片展示 ………… 215

# 第一章　内科疾病

## 第一节　心血管类

### 心力衰竭

#### 一、西医对本病的认识

心力衰竭按照发展进程分为急性心力衰竭与慢性心力衰竭。慢性心力衰竭是由任何原因的心肌损伤（如心肌梗死、心肌病、心脏瓣膜病、心肌炎等）引起心肌结构和功能的变化，最后导致的心室泵血和（或）充盈功能低下。主要临床表现是：①典型症状，休息或运动时呼吸困难、乏力、踝部水肿。②典型体征，心动过速、呼吸急促、肺部啰音、胸腔积液、颈静脉压力增高、外周水肿、肝大。近年来，西医学对慢性心力衰竭的治疗策略发生了重大转变，注重增强患者的抗病能力，以促进机体组织修复，改善生活能力，提高生活质量，避免心力衰竭加重期的出现，更多地体现了对于疾病预防和改善预后的重视，这与中医学理论的"治未病"思想不谋而合。

## 二、中医对本病的认识

心力衰竭虽然为西医病名,但中医古代文献中即有类似之称,如孙思邈《备急千金要方》"心衰则伏"。根据临床表现及发病特点,本病当属中医的"心悸""怔忡""喘证""水肿""心水""心痹""心胀"等范畴,如《黄帝内经》曰"心胀者,烦心短气,卧不安""心痹者,脉不通,烦则心下鼓,暴上气而喘",《金匮要略》曰"心水者,其人身重而少气,不得卧,烦而躁,其人阴肿"。到现阶段中医对心力衰竭的病因病机的认识基本趋于一致,一般认为心气亏虚、阴阳失调乃病之本,瘀血、水饮为病之标;心气虚是心力衰竭发生的始动环节,在气虚的基础上可进一步发展为阳虚、阳脱或气阴两虚;心主血脉,心气虚亏可导致血脉瘀阻,心气虚则出现心悸气短,心胸憋闷,活动时加重,神疲倦怠等症状,心力衰竭时右肋下常可触及积块,固定不移,并常伴有颈部表筋暴露,唇甲及舌质紫暗,四末不温。

## 三、王道坤教授对本病的认识

王道坤教授认为确诊和治疗心力衰竭应该使用中西医结合方法,要做好望、闻、问、切、查五诊合参,首先辨明病位,强调心与脾胃密切相关,并提出"心从脾胃论治",心阳虚是心力衰竭的关键病机,心力衰竭病机为本虚标实,以心的阳气虚为本,血瘀水停为标。治疗时要牢牢抓住疾病发生发展的每个临床阶段特点,分阶段论治,因时、因地、因人制宜,尤其要注重从整体调节,从而使人体在阴阳、表里、气血各方面达到全面协调统一,这样才能稳定心力衰竭患者病情、改善患者的远期预后。

基本方药:茯苓 30 g,麸炒白术 10 g,炙甘草 30 g,人参片 8 g,桂枝 10 g,制附子 5 g,干姜 10 g,火麻仁 10 g,泽兰 10 g,丹参 30 g,葶苈子 10 g,红景天 6 g,麦冬 10 g,醋五味子 5 g。

加减:水肿明显者,加黄芪、防己;畏寒肢冷者,酌加菟丝子、补骨脂、肉桂,若见阳脱,可用生脉散、四逆汤合方,以益气回阳救逆;食少纳呆者,加白术;腹胀者,加木香、大腹皮,或加厚朴;咳嗽痰多者,加桔梗、白前;腰痛者,加续断、狗脊;心悸失眠者,加炒酸枣仁、首乌藤,或加石菖蒲、柏子仁。

## 四、验案举例

张某某,女,63 岁。初诊:2021 年 11 月 2 日。

主诉:心悸伴双下肢水肿 4 月余,加重 2 周。

病史:2021 年 6 月诊断为慢性心力衰竭、心房颤动,予以住院治疗,症状减轻。此后服用心律平(盐酸普罗帕酮片)每日 300 mg,以及降压、降脂、抗血小板聚集、利尿等常规治疗,治疗后病情相对稳定。近 2 周来,出现胸闷、喘憋加重,心电图示频发室性期前收缩,三联律。刻下症见:胸闷、乏力、背痛、头晕、心慌、下肢恶寒、腰酸痛、眠差多梦,双下肢轻度水肿。舌淡暗、胖大有齿痕,苔薄白,脉细弱。

西医诊断:慢性心力衰竭。

中医诊断:心衰病,心阳不足证。

治则:温阳活血,益气利水。

方药:茯苓 30 g,麸炒白术 10 g,炙甘草 30 g,人参片 8 g,干姜 10 g,火麻仁 10 g,泽兰 10 g,丹参 30 g,葶苈子 10 g,甘松 10 g,红景天 6 g,制附子 5 g,桂枝 10 g,麦冬 10 g,醋五味子 5 g。

14 剂,每日 1 剂,水煎服 400 ml,早晚食后温服。

二诊:2021 年 11 月 24 日。

患者服药 2 周后症状有改善,自己又续方 1 周,现双下肢无水肿,胸闷、喘憋、背痛、头晕、心慌、下肢恶寒症状都明显好转,仍有乏力、眠差多梦、腰酸痛症状,舌淡暗、胖大有齿痕,苔薄白,脉沉。上方醋五味子加 5 g,加石菖蒲 10 g,14 剂,服法、调护同前。

三诊:2021 年 12 月 16 日。

患者自觉心慌次数较前明显减少,喘憋症状仅在活动剧烈后发作,睡眠好转,乏力、腰酸痛改善不明显。舌淡暗、胖大有齿痕,苔薄白,脉沉。复查心电图示室性期前收缩消失,停服心律平,上方减茯苓 20 g、丹参 15 g,加黄芪 30 g、肉桂 2 g、紫苏梗 10 g、烫狗脊 10 g,14 剂,服法、调护同前。

四诊:2022 年 1 月 6 日。

患者诸症状逐渐消失,近 2 周夜尿 2~3 次/晚。舌淡暗、胖大有齿痕,苔薄白,脉沉。上方加金樱子 10 g、醋五味子 6 g,14剂,服法、调护同前。随访半年,病情稳定。

## 五、体会

本例患者病程日久,心阳不振,故胸闷、背痛、头晕、畏寒;心阳已虚,心脉失养,则悸动不安;心中惕惕,神失所藏,则眠差多梦;阳虚不能运行气血,输布津液,故水停瘀阻,见舌淡暗、胖大有齿痕,苔薄白,脉细弱。补益心气为首选之治法,方中重用人参、红景天、炙甘草益气和中;火麻仁、麦冬以防过燥伤阴;茯苓、白术健脾燥湿;泽兰、丹参活血利水;葶苈子泻肺利水;桂枝、制附子、干姜温阳利水,诸药合用,利水功效明显。心衰病的病机是一个虚实夹杂的过程,故在治疗时需要扶正和祛邪兼顾,而扶正的治疗中采用温阳补气的药物居多,所以在药物品味和用量选择上,王道坤教授要求谨遵《黄帝内经》所言"壮火之气衰,少火之气壮",补益有度,不能因补致弱,比如附子的用与不用,或者用量的选择,都需要我们医者审证度势。

# 心律失常

## 一、西医对本病的认识

心律失常是由于窦房结冲动异常或冲动产生于窦房结以外,冲动的传导缓慢、阻滞或经异常通道传导,即心脏冲动的起源部位、传导速度、冲动次序、频率和(或)节律异常。心律失常是心血管疾病中重要的一种疾病。它可单独发病,亦可与其他心血管病伴发。其预后与心律失常的病因、诱因、演变趋势、是否导致严重血流动力学障碍有关,可突然发作而致猝死,亦可持续累及心脏而致其衰竭。目前,虽然涌现出了许多抗心律失常的新疗法,但药物治疗仍是控制心律失常的最主要方法。单纯西药治疗的毒副作用明显,不仅具有严重的心脏外毒性,而且有可能引发新的心律失常,甚至使原心律失常症状进一步恶化。低毒、安全、有效的中药无论是在消除症状、改善心电图等方面,还是在提高心律失常患者射频消融手术的成功率方面,都取得了一定的进展,尤其是中药与西药联合应用已逐渐成为心律失常治疗的主流趋势。

## 二、中医对本病的认识

中医学无心律失常的病名,从症状上看,中医将心律失常归属于"惊悸""怔忡""厥证"等范畴。经过历代医家对其病因、病机的不断完善,目前概括其病因为感受外邪、情志所伤、饮食失调、房劳过度、他病失养、药物影响。中医认为本病病机主要为:阳气不足阴血亏损,心失所养,或痰饮内停、瘀血阻滞,致心脉不畅。

## 三、王道坤教授对本病的认识

王道坤教授认为本病的病因、病机主要为宗气受损,或因外邪,或因情志,或久病体虚,或积劳日久而耗伤气血使气血逆乱。本病属本虚标实之证,虚实常相互夹杂,以心气虚为本,病久心阳不足,或耗伤心血,重则痰瘀闭阻,因虚致实。

方药:生黄芪 30 g,当归 10 g,太子参 10 g,麦冬 10 g,醋五味子 10 g,炙甘草 30 g,桂枝 10 g,炒蒲黄 10 g,醋五灵脂 6 g,甘松 10 g,丹参 10 g。

加减:心阳不足,加附片、干姜、桂枝;心气不足,加人参或党参;心血不足,加阿胶、鸡血藤、熟地黄;阴虚火旺,加知母、牡丹皮;心神不宁,加生龙骨、生牡蛎、龙齿;水饮内停,加泽泻、葶苈子;瘀血阻络,加桃仁、红花、川芎、三七。

## 四、验案举例

于某某,女,78 岁。初诊:2019 年 7 月 9 日。

主诉:心悸、胸闷 3 年,加重 10 天。

病史:患者 3 年前常感到心悸、气短、胸闷,呈阵发性,劳力或生气时易诱发,曾做动态心电图(Holter),结果提示:室性期前收缩。曾口服治疗心律失常的中成药,症状改善不明显。辅助检查Holter:①室性期前收缩;②左心房异常。刻下症见:后背疼痛 10

天前因情绪激动,又感心悸加重,伴胸隐痛,时有后背乏痛,多汗,头晕目眩,眠差,腰痛,二便调。舌淡红,苔薄白,脉沉结代。

西医诊断:室性期前收缩。

中医诊断:心悸,心气虚夹瘀证。

治则:益气强心,养血定悸。

方药:生黄芪 30 g,当归 10 g,太子参 10 g,麦冬 10 g,醋五味子 10 g,炙甘草 30 g,桂枝 10 g,炒蒲黄 10 g,醋五灵脂 6 g,甘松 10 g,丹参 10 g,烫狗脊 10 g,香橼 10 g,刺五加 10 g。

7 剂,每日 1 剂,水煎服 400 ml,早晚食后温服。

二诊:2019 年 7 月 16 日。

患者服药后心慌、睡眠、气短明显改善,后背痛及腰痛亦有缓解,仍有少许心烦、口干、口渴、乏力,二便调。舌红,苔薄有裂纹,脉弦细。考虑患者伴有血虚和气滞表现,上方加生地黄 15 g,檀香 3 g,阿胶珠 10 g;桂枝 10 g 改为 20 g,14 剂,每日 1 剂,服法同前,巩固疗效。

三诊:2019 年 8 月 6 日。

患者服药后心悸症状消失,后背痛 1 周内未再出现。门诊继续调理 1 月后停药,随诊半年,病情稳定。

## 五、体会

王道坤教授认为心悸、胸痹虽有气血阴阳之分,但心气虚是诸虚之本,且心悸、胸痹初起多表现为心气不足,气虚日久可导致心阳不振,或阳虚及阴,心血耗伤。王道坤教授强调心悸虽是气虚、阳虚多见,但心主血脉,故在治疗时养血需全程兼顾。在选方时王道坤教授常参考生脉饮合炙甘草汤,现代药理研究显示,生黄芪、太子参、五味子、麦冬、生地黄等益气养阴之品均可降低心肌细胞自律性，增强心脏的耐缺氧能力。针对心律失常的调节，王老师常选用桂枝、甘松、炙甘草。桂枝性甘温，和营通阳补中。而甘松在《日华子本草》中记载："治心腹胀，下气。"现代药理研究显示甘松有调节自主神经功能的作用，从而调节心律失常，且甘松具有双向调节心率等作用。炙甘草可降低异位起搏点的兴奋性，调节心脏的传导功能。

针对其他兼症，特别是心悸伴有后背痛者，王道坤教授提示加一味香橼，效果可增。各位医家在临床中遇此症者，可予用之，以证效验。

# 风湿性心瓣膜病

## 一、西医对本病的认识

风湿性心瓣膜病是一种急性风湿热心肌炎遗留下来的以心瓣膜病变为主的常见心脏病，多在风湿病 2 年以后发生。病理上表现为瓣膜增厚、纤维化、钙化、瓣叶交界处粘连、融合、乳头肌腱索变粗、缩短以致瓣膜发生功能障碍，发生瓣膜狭窄和（或）关闭不全；以二尖瓣受累最多见，其后依次为主动脉瓣、三尖瓣、肺动脉瓣。心功能代偿期可无症状，失代偿后有劳力性呼吸困难、夜间阵发性呼吸困难、心悸、咳嗽、血痰或大咯血；伴有严重主动脉瓣狭窄和（或）关闭不全者可有心绞痛症状；心尖部舒张期隆隆样递增型杂音，超声心动图检查可确诊。心脏瓣膜病病变本身是瓣膜狭窄和（或）关闭不全的机械性功能障碍，当出现严重血流动力学障碍时，由于明确可以延缓或者治疗瓣膜病变的药物还没有研发成功,一般只能实施瓣膜置换,但老年患者基础疾病较多,体质较差,手术风险较大,且患者术后需长期服用抗凝药物,其不良反应发生率较高,临床治疗满意率较低,所以多数患者采取保守治疗。

## 二、中医对本病的认识

中医学并无关于风湿性心瓣膜病的记载,但根据其症状,属于中医的"心痹""胸痹""心悸""喘证"等范畴。心痹的病名最早见于《黄帝内经》,如"风寒湿三气杂至,合而为痹也……脉痹不已,复感于邪,内舍于心……心痹者,脉不通,烦则心下鼓,暴上气而喘"中描述有"痹痛""心悸怔忡""气急""浮肿"等心痹的主要临床表现,与风湿性心瓣膜病伴心功能不全的症状表现颇类似。导致心痹的因素很多,外感六淫、内伤七情、脏腑诸病的传变转化等都可致心痹发生,但总不外"虚、邪、瘀"三类。在心痹的辨证分型上,历代医家往往根据虚实的不同分为气虚证、阳虚证、血虚证、阴虚证、寒盛证、痰盛证、气滞证、血瘀证、食滞证、热盛证。因患者多老迈,五脏虚损,心气不足,运血无力,血液瘀阻,心脉失养,心神不安,而见胸痹、心悸、怔忡,其病机以心气、心阳亏虚,正气虚衰为本,风寒或湿热之邪入侵,内舍于心而成心痹为标,形成本虚标实之证。本病多虚实错杂,病程初期以实为主,中期虚证或虚实并见,恢复期或末期以虚为主。所以,本病的中医治疗以固护正气为根本,视病情或祛风除湿清热,或化痰活血利水以祛邪治标,扶正固本与祛邪治标之法并重。

## 三、工作室对本病的认识

中医治疗的目标是防治风湿的反复发作及各种并发症,避免心瓣膜损害进一步加重,提高患者的生活质量。风湿性心瓣膜病所引发的一系列症状可能与瓣膜受损后心脏自主神经功能失调有关。中医治疗虽无法对已损伤的瓣膜进行修复,但可通过中药干预,调节心脏自主神经功能,改善或延缓心脏神经重构,缓解由此引发的一系列症状。

工作室认为虽然心痹的病变部位主要在心,但治疗时从扶正的角度来考虑需要顾脾,心与脾胃经脉相通,病理相连;心火与脾土,五行相生,子病及母;中焦气机升降影响胸阳,治疗上可通过调理脾胃达到"心主血脉、神明"的调和状态;祛邪之治法主要针对毒瘀互结之所困。

## 四、验案举例

李某某,女,68 岁。初诊:2022 年 9 月 4 日。

主诉:胸闷憋气 3 年余,加重 2 月余。

病史:2021 年 4 月 30 日因为出现胸闷憋气、心慌、气短、乏力、双下肢关节痛的症状,去河北当地医院检查,心脏超声示:风湿性心瓣膜病,二尖瓣重度狭窄,主动脉瓣轻度关闭不全,三尖瓣中度关闭不全,肺动脉收缩压增高,左室侧后壁基底段运动幅度尚可,余节段室壁运动幅度减低。射血分数(EF)值为 35.6%。2022 年 7 月 24 日入住 301 医院,诊断为心瓣膜病(二尖瓣重度狭窄)、心房颤动、肺动脉高压、心功能不全。查出胃窦、十二指肠及空肠起始段恶性肿瘤,肺、淋巴结继发恶性肿瘤。原计划在 301

医院行射频消融术,因发现消化道恶性肿瘤,未予手术。刻下症见:稍有活动则心慌、气短、喘息,多汗,身心烦热,骨节疼烦,总觉口干,左下肢足踝处可见风湿结节,双下肢浮肿,纳可,大便干,日行1次。舌胖淡,脉沉细。

西医诊断:风湿性心瓣膜病。

中医诊断:心痹,气虚毒滞证。

治则:益气强心,扶正解毒。

方药:黄芪30 g,炙甘草30 g,甘松10 g,北柴胡10 g,石上柏10 g,桂枝10 g,藤梨根30 g,石见穿10 g,大血藤10 g,升麻6 g,仙鹤草20 g,龙葵6 g,人参10 g,浮小麦20 g,乌梅20 g。

14剂,每日1剂,水煎服400 ml,早晚食后温服。

二诊:2022年9月19日。

患者服药后活动气短、乏力减轻,身心烦热、骨节疼烦等症状缓解,大便仍偏干,双下肢轻度水肿。舌胖淡,脉细。上方去乌梅,加泽兰10 g、猪苓10 g,仙鹤草20 g改为10 g,14剂,服法同前。

三诊:2022年10月4日。

患者服药后缓行不再心悸,胸闷憋气症状不明显,身心烦热、骨节疼烦的症状消失,双下肢浮肿上午未见,午后开始显现,第二天早晨自动消失,大便正常。舌淡,脉弦,继服前方。

2023年3月2日回访,自诉缓行数百米无明显心悸,气短亦有明显改善,口稍渴,饮水减少,骨节不痛,双下肢已不肿。2023年3月2日心脏彩超:静息状态下左房扩大,二尖瓣轻度狭窄伴轻度关闭不全,主动脉瓣、二尖瓣钙化,主动脉瓣、三尖瓣少量反流,左室舒张功能减低,整体收缩功能正常,EF值58%。

## 五、体会

本例患者年事已高，各脏腑调节功能失调，加之瓣膜本已有器质性病变，心脏自主神经受累，进而"心主血脉、神明"功能遭到破坏。"心主血脉"功能异常引起心脉的痹阻不通，则会出现胸闷胸痛，憋气，气短乏力；"心主神明"功能失调，神无所主，虑无所定，则会出现心悸、烦躁等症状；"诸痛痒疮，皆属于火"，热淫四肢，气血循行不利，则身烦热而肿痛，热邪耗伤气阴则烦渴口干、喘息气短加重、大便干，皆气分热盛，伤及气阴之证。"心主神明"与"心主血脉"之间相互联系，相互影响，二者功能失调，且病久耗伤正气，更易内损心脾，外伤于经脉，邪久客经脉，阻碍气机，化瘀化热，伤及气阴，使病情更加复杂。

脾虚则气血生化乏源，治疗紧抓脾胃之本源。气为血之帅，黄芪、人参健脾益气，配伍升麻、桂枝上行外达、温阳通痹之力事半功倍；石见穿等清热解毒，补泻结合，使补而不滞、攻不伤正，诸药共行健脾益气、活血化瘀、清热解毒等功效。此病虽心痹为主症，但辨证治脾，治见奇效，患者服药调理半年，诸症均减，培土以救母，病情得以缓解。

# 高血压

## 一、西医对本病的认识

高血压是一种以体循环动脉压升高为主要特征的常见慢性心血管疾患，是导致心脏、脑血管和肾等器官功能性或器质性改变的全身性疾病。治疗分为药物治疗及生活方式干预治疗。西医治疗高血压的药物主要分为五大类,包括利尿剂、β受体阻滞剂、钙通道阻滞剂(CCB)、血管紧张素转换酶抑制剂(ACEI)、血管紧张素Ⅱ受体拮抗剂(ARB)。高血压患病率随年龄增长呈上升趋势,但近年来年轻人群患病率也上升明显。常见症状有头晕、头痛、颈项板紧、疲劳等,大多起病缓慢。

## 二、中医对本病的认识

中医学对高血压的认识,可根据其症状在"眩晕""头痛"等病的相关内容中找到相似描述和治疗方法。最早《黄帝内经》中就提到"眩冒""眩",因春脉太过引起"忽忽眩冒而巅疾"。《素问·五脏生成论》中提及头痛曰:"头痛巅疾,下虚上实,过在足少阴、巨阳,甚则入肾。"金代刘完素主张眩从"火"立论,并进一步认识到火的形成与肝密切相关,如《河间医集》中记载:"诸风掉眩,皆属于肝,火之动也。"唐代孙思邈的《千金要方》中首倡风、热、痰致眩的观点,认为"热"是眩晕的重要病机。叶桂《临证指南医案》认为眩晕乃"肝胆之风阳上冒",其证有"夹痰、夹火、中虚、下虚之别",其治有"治胆、治胃、治肝之分"。张介宾在强调因虚致眩的同时,也承认"火"在眩晕发病中的意义,如《景岳全书·眩运》载:"眩运一证,虚者居其八九,而兼火兼痰者,不过十中一二耳。"陈修园则在风、痰、虚的基础上加上"火"字,从而把眩晕的病机概括为风、火、痰、虚四字。

## 三、王道坤教授对本病的认识

历代医家虽各见仁见智,但都重视火、热致眩的病机及治疗。因肝为刚脏,体阴而用阳,其气刚,阳气常有余,阴血常不足,气易升,阳易亢,又主疏泄、调情志、畅气机。生理状态下,肝的疏泄功能正常,则气机畅达,血行无阻,气血调畅,血压自可保持正常。若情志失调,肝失疏泄,气机不畅,则肝气郁结,气郁日久则化热化火,即火为阳邪,其性炎上,主升主动,肝火炽盛,冲激上逆,清窍不利则发为眩晕。王道坤教授认为高血压之肝火炽盛证多见于中青年体质壮实者,但由于病情轻重、病程长短的不同,故除肝火炽盛证外,尚有兼肝郁、肝风内动、痰浊积聚、阴虚、心火旺盛的差异。高血压常起于火热者,单用"重镇潜降"治法不能达到降压的目的,治疗肝火炽盛型高血压在清解火热的基础上必给火热以出路,或从外而解,或从下而泄,使之有去路,脏腑功能恢复正常,病自痊愈,即"通则不病"。谨记《黄帝内经》"火郁发之"之说,用清热解毒兼有透发之性的药物发散郁结于内的火热之性,使外而解。

## 四、验案举例

王某某,女,50 岁。初诊:2021 年 8 月 21 日。

主诉:头目胀 2 周。

病史:患者有高血压史 1 年,血压(BP)最高达 160/105 mmHg①,但患者觉得西药副作用大,一直不愿意服用降压药,停用缬沙坦氨氯地平片有 3 个月。近 2 周劳累后出现头晕,双目发胀干涩,伴有烦躁易怒,口苦,睡眠不实、易醒,二便正常。苔薄白,舌质干红,脉弦数。BP:165/102 mmHg。

西医诊断:高血压 2 级。

---

① 1 mmHg≈0.133 kPa。

中医诊断:眩晕,肝火郁滞证。

治则:疏肝,清利头目。

方药:荆芥 10 g,菊花 10 g,炒蒺藜 10 g,葛根 15 g,薄荷 6 g,栀子 5 g,炙甘草 5 g。

7 剂,每日 1 剂,水煎服 400 ml,早晚食后温服。

二诊:2021 年 8 月 28 日。

患者服药后头晕较前明显减轻,仍有眼睛发胀干涩感,口苦、烦躁稍有减轻。舌质干红,苔薄,脉弦数,BP:150/90 mmHg,再以原方加用炒蔓荆子 10 g,羌活 10 g,7 剂,每日 1 剂,水煎服 400 ml,早晚食后温服。

三诊:2021 年 9 月 4 日。

患者服药后头晕基本缓解,眼睛发胀干涩感改善不明显。舌质干红,苔薄白,脉弦数,BP:144/92 mmHg,上方加枸杞 10 g,覆盆子 10 g,酒女贞子 10 g,14 剂,每日 1 剂,水煎服 400 ml,早晚食后温服。

四诊:2021 年 9 月 18 日。

患者服药后头晕基本缓解,眼睛发胀干涩感、心烦减轻大半,但睡眠多梦、易烦躁。舌淡红,苔薄白,脉弦,BP:136/84 mmHg,上方加合欢皮 10 g。7 剂,每日 1 剂,水煎服 400 ml,早晚食后温服。

五诊:2021 年 9 月 25 日。

患者服药后眩晕消失,心烦、口苦、目干等上述症状基本消除。刻下症见:眠不实多梦。舌淡红,苔薄白,脉弦,BP:134/80 mmHg,上方去栀子 5 g,加钩藤 10 g。继服 1 周后症状消失,嘱患者再继服散火降压汤,每日 1 剂煎服(服中药期间未用西药)。追踪观察

2个月,患者坚持日常工作,复查动态血压基本在正常范围。

# 五、体会

王道坤教授认为肝主疏泄,若气机失和,气血运行失调,或脉道柔和舒缓度降低,可引起血压升高,气机失常,气血郁于头部,故见头痛、头晕等。所以高血压的根源为气机失调,肝气上逆。本证为肝之实热之证,故常见舌红,脉弦数。郁火生风上扰清窍则可见头痛、头晕、目赤、头胀、耳鸣等;火具有温热、向上的特性,其性炎上,易袭阳位,所以高血压肝火炽盛证常表现为人体上部的症状。肝为刚脏,木生火,肝经火郁,阴不制阳,则临床可见烦躁易怒,日久肝之经气不舒,郁而化火,火壅气盛,血随气逆,扰动清窍,可见眩晕、头痛。

病势在上者,火郁发之,用菊花、夏枯草、蔓荆子之类;病势在下者,非泻不降,可用龙胆草、大黄、决明子等;兼肝郁者,用白蒺藜、佛手、生麦芽、玫瑰花顺遂肝木之性;兼肝风内动者,用石决明、怀牛膝、黄芩、栀子等以平肝潜阳息风;兼痰浊积聚者,灼情配陈皮、半夏、胆南星、石菖蒲等以涤痰降火;夹心火旺盛者,配黄连、木通、莲子心等清心火;肝肾阴伤者,伍枸杞、熟地黄、白芍、龟板、女贞子、墨旱莲以养阴益液。王道坤教授指出,降压不只是强压和重镇,也需要疏导和通透,同时对于体虚引起的高血压,补气温阳之法也可以选择,关键还是在辨证。

(丁 玲)

# 第二节　内分泌类

## 亚急性甲状腺炎

### 一、西医对本病的认识

亚急性甲状腺炎又称为"肉芽肿性甲状腺炎""巨细胞性甲状腺炎"等,目前认为该病发生或与病毒感染有关,多数人起病前2周左右常有上呼吸道病毒感染病史,甲状腺区有明显疼痛,可放射至耳部,吞咽时疼痛加重。如果治疗不及时,部分人会出现甲状腺功能亢进表现,表现为发热、心悸、肌肉酸痛等,病情反复,可能遗留不可逆性甲状腺功能减低,表现为食欲减退、乏力等,严重者影响工作和生活。该病好发于女性,近年来发病率有所上升。西医以对症治疗为主,疼痛严重者予以非甾体类抗炎药、环氧化酶抑制剂等止痛,常常与糖皮质激素联合应用,加强抗炎作用,但副作用较多,容易反复,迁延日久可能造成甲状腺功能减退。

### 二、中医对本病的认识

中医认为本病属"瘿痛"范畴。大多数学者认为外因多为外感风温、风热之邪,内因多为情志内伤、饮食失调、水土失宜、自身体质等因素。其病机大多认为是由于情志不舒,加之卫表不固,外感浊气内袭,气郁火旺,气阻痰阻,痰瘀互结,气血运行不畅,蕴结颈前而致病,病性为虚实夹杂,但总体以实证为主。

## 三、王道坤教授对本病的认识

王道坤教授从医几十年,治疗本病患者有数千例,在病因、病机上强调此病虽表现以外感实证为主,比如有瘿痛,或有身痛,或有发热等,但细问病史,有情志不舒或劳心劳力者多,所以气郁气虚不能不考虑,在治疗药物选择上不能单以清热泻火解表药物为主,稍加益气疏肝之味,功效益佳。在方剂选择上,王道坤教授指出银翘散、桑菊饮等固然可作为备选之剂,然可止痛解毒消肿者非仙方活命饮莫属。

## 四、验案举例

刘某,男,32 岁。初诊:2018 年 5 月 13 日。

主诉:颈部肿痛 20 天,发热 2 周。

病史:患者诉约 3 周前因情志不舒伴劳累出现颈部疼痛并逐渐出现颈部肿胀,疼痛 1 周后出现发热,体温最高达 39.2℃,自行口服"布洛芬",上午可退热,午后又发热 38℃以上,颈部疼痛明显并牵涉左耳内疼痛,同时伴有四肢关节疼痛,曾自服抗生素及牛黄解毒片 1 周,仍然未见好转。经朋友介绍来诊,就诊时症见:颈部肿胀疼痛明显,吞咽疼痛、耳痛,伴发热,恶寒,乏力,食欲不振,夜间发热,入睡困难,大便偏干。体温 38.5℃,甲状腺 Ⅱ 度肿大,有触痛,下颌、耳后均可触及肿大淋巴结;舌边尖红,苔黄,脉弦数。予以开具甲状腺 B 超,提示:左侧甲状腺存在约 3 cm×2 cm 片状低回声区;甲状腺功能,总甲状腺素($TT_4$)偏高;红细胞沉降率为 45 mm/h;C 反应蛋白为 60 mg/L;血红蛋白偏高。

西医诊断:亚急性甲状腺炎。

中医诊断:瘿痈,热毒壅聚、气滞血郁证。

治则:清热散结,托里消肿。

方药:白芷 10 g,浙贝 10 g,防风 10 g,赤芍 10 g,当归尾 10 g,皂角刺 6 g,天花粉 10 g,乳香 6 g,没药 6 g,金银花 10 g,陈皮 10 g,生黄芪 15 g,柴胡 10 g,郁金 10 g,生甘草 6 g。

7 剂,每日 1 剂,水煎服 400 ml,早晚食后温服。

二诊:2018 年 5 月 20 日。

患者诉服药后自觉颈部疼痛明显缓解,肉眼可见肿胀减退,服药 5 天后未再出现发热,仍有耳痛,睡眠质量改善感,仍有疲乏感。上方去当归,加太子参 10 g,7 剂,服法同前。

三诊:2018 年 5 月 27 日。

患者颈部疼痛基本消失,无乏力表现,未出现发热。复查甲状腺超声提示:原低回声区较前基本吸收。甲状腺功能恢复正常,红细胞沉降率、血红蛋白未见异常。未再予以开药,建议其注意休息,多饮水,调节情绪。3 月后随访未见复发,查甲状腺功能未出现甲状腺功能减退情况。

## 五、体会

此患者用药主要以仙方活命饮为主加减变化,其贵为"疮疡之圣药,外科第一方",方中金银花清热解毒,既能解气分热毒,又能清血分之热毒,且芳香透达,为治阳证疮疡之要药;当归尾、赤芍、乳香、没药活血散瘀,消肿止痛;陈皮理气行滞,消肿止痛;防风、白芷辛散疏透,疏散壅滞而散其结,使热毒从外透解,白芷又长于消肿排脓;浙贝、天花粉清热化痰排脓,可使脓未成即消;皂角刺活血通络,透脓溃坚;甘草清热解毒,调和诸药。王道坤教授特别指出本病加上生黄芪既可增加托里解毒之效,又可疗久热之烦扰,同时从以往治本病用药的经验来看,用上生黄芪之后鲜有出现甲状腺功能减低之势,目前西医也有相关研究证实;另外加上柴胡、郁金之类主要针对病因以疏肝,同时又可助以解肌散结。总之针对本病使用仙方活命饮配上生黄芪不仅在止痛消肿上能快速发挥作用,而且对反复的发热亦有立竿见影之效,同时也能顾及疾病后的转归,如若临床中遇到相似案例不妨一用。

# 甲状腺功能减退症

## 一、西医对本病的认识

甲状腺功能减退症简称甲减,是由于甲状腺激素合成和分泌减少或组织作用减弱导致的全身代谢减低综合征,临床常表现为心悸、疲劳、嗜睡、怕冷、便秘、水肿、皮肤干燥和记忆力减退等。甲减发病机制因病因不同而异,原发性甲减中自身免疫损伤是最常见的原因,其次为甲状腺破坏,包括手术、碘治疗等。近年来甲减的患病率不断增加,临床上针对原发性甲减患者普遍使用左甲状腺素钠片治疗,虽然能够在一定程度上改善指标,缓解症状,但可能需终身服药,同时很多临床症状并不能因指标改善而消失。

## 二、中医对本病的认识

中医对甲减的认识多归属于"瘿病""虚劳""水肿"等范畴。中医认为,甲减可由先天禀赋不足、胞胎失养造成,还可能是由于肾阳亏虚,以及瘿病日久不愈损伤气血、脾肾失养、阳气不足造成。此外,也可能是由于手术伤及正气、气血不足、脾肾亏损造成,病位重在脾肾。

由于肾阳是人体诸阳之本,五脏之阳皆取助于肾阳才能发挥正常功能活动,所以肾阳虚是甲减病机之根本。

## 三、王道坤教授对本病的认识

王道坤教授认同本病的发生与人体阳气的受损有关,以肾阳虚居多,但很多也兼有气血不足,虚阳外浮之象,治疗时固然当补益阳气,但气、血、营分亦当顾及,同时在考虑脏腑时,不仅需要维护脾肾,亦当养血以顾心肝,善补阳者必从阴中求之。在方药选择上,王道坤教授常以当归补血汤合五子衍宗丸并二仙丸加减。心悸者加桂枝、甘松;目肿、目涩者加楮实子、防风;皮肤干燥者加生、熟地黄和秦艽,便秘者加肉苁蓉、火麻仁。

## 四、验案举例

毕某,女,56岁。初诊:2018年9月3日。

主诉:乏力伴眼睑浮肿1年余。

既往史:克罗恩病5年。

病史:患者1年前无明显诱因出现乏力,同时伴有双眼睑轻微浮肿,曾多次查尿常规和肾功能未见异常。后经朋友提醒,查甲状腺功能五项:游离三碘甲状腺原氨酸(FT$_3$)5.21 pmol/L,游离甲状腺素(FT$_4$)12.78 pmol/L,促甲状腺激素(TSH)10.4 mU/L。在某医院内分泌科开具左甲状腺素钠片口服,用药3个月后复查,FT$_3$和FT$_4$已经恢复至正常值范围,TSH7.4 mU/L,也恢复至正常值范围,现症见:周身乏力,双眼睑浮肿,下肢恶寒,纳可,大便溏。舌淡胖大,苔薄白,脉沉细。

西医诊断：甲减。

中医诊断：虚劳，脾肾阳虚证。

治则：健脾温肾，益气和血。

方药：生黄芪 30 g，当归 10 g，淫羊藿 15 g，仙茅 6 g，菟丝子 10 g，枸杞 10 g，覆盆子 10 g，楮实子 10 g，炒白术 12 g，茯苓 10 g，葛根 10 g，大血藤 10 g，仙鹤草 15 g，防风 10 g。

7 剂，每日 1 剂，水煎服 400 ml，早晚食后温服。

二诊：2018 年 9 月 10 日。

治疗 1 周后，患者乏力明显好转，浮肿减轻，大便较前次数减少。调方，在前方基础上加防己 10 g，7 剂，服法同前。

三诊：2018 年 9 月 17 日。

患者目肿明显改善，下肢恶寒亦有缓解。守前方继续服用 2 周。

之后半年内患者常定期调理，2019 年年初查 TSH 已降至 4.5 mU/L，余皆正常以下，并逐渐停服左甲状腺素钠片，中药按末次处方配成水丸定期服用。2019 年 12 月患者停西药半年后复查甲状腺功能未见异常，主观不适如恶寒、乏力等已不明显，大便也正常，之前鬓角和额头脱发部位亦有新发生出，更称奇的是，体形较之前纤瘦匀细。后随访得知 2021－2022 年每年均查甲状腺功能未见异常。

## 五、体会

在甲减的治疗上，西药有一定的局限性，控制指标尚可，但确实在照顾患者整体的感受上欠佳。在中药的辨证施治下，西药或可减少剂量；或加速指标的转归；当然也有患者可逐步停用西药。在中药的施治过程中,我们也发现一个规律,中药也需要阶段性地服用,或 3 个月或 6 个月,而这一阶段,确实考验患者和医生的耐心。我们在临床中发现不少坚持服用中药的患者,很多都停用了左甲状腺素钠片,多次随访甲状腺功能仍然正常,但可能需要更多的数据去支撑,需要更长的时间做随访观察。我们在和王道坤教授临诊过程中也发现黄芪、淫羊藿的使用至关重要,加味或者加量,患者的实验室检查结果中相关指标会有很明显的变化,比如 TSH 的改变。以上发现带给我们一个启发:将来针对本病中药制剂的开发和使用是否可以简化、精准化?希望有同道共同研讨,在甲减的治疗上开辟一条纯中医特色的路。

　　附:在治疗甲状腺疾病的过程中,工作室不仅仅成功治愈多例亚急性甲状腺炎、甲减等患者,同时也发现在桥本氏甲状腺炎的免疫调节方面,用生黄芪、女贞子、鸡血藤为基础的方剂随诊加减可调节抗甲状腺自身抗体[抗甲状腺球蛋白抗体(TgAb)、抗甲状腺过氧化物酶抗体(TPOAb)]的水平,同时生黄芪在甲状腺功能亢进和甲状腺功能减退中都能使用,可双向调节,在甲亢的治疗时以二至丸加龟甲、钩藤、生黄芪等为基础方加减对甲亢的症状和指标改善有明显效果。经验需要科研去验证,在此分享中医治疗甲状腺疾病的心得体会和大家共勉。

# 糖尿病

## 一、西医对本病的认识

糖尿病（DM）是一种慢性代谢性疾病，以血糖增高为主要特征，发病与遗传、环境、生活习惯等因素有关，以多饮、多食、多尿、体重减轻为主要临床症状。如今糖尿病已经成为影响人类身心健康的主要公共卫生问题，随着当今人们生活方式和饮食结构的改变，目前发病已趋于年轻化。针对糖尿病及其并发症的西医治疗虽然在控制血糖方面优势明显，但对于延缓糖尿病并发症的发生与进展仍缺乏针对性强、效果显著、经济持久的治疗方案，并且持续使用一些药物会不可避免地出现一些副作用。

## 二、中医对本病的认识

糖尿病可归为中医消渴病的范畴，消渴病是中国传统医学中的一个疾病名称，在古代文献中，消渴病也有许多不同的名称，如消瘅、肺消、脾瘅等。对于消渴病的病因，中医认为主要与饮食不节、情志失调、劳欲过度等因素有关。根据患者的体质和病因的不同，消渴病可以分为多种不同的证型，如肺胃热盛型、气阴两虚型、阴阳两虚型等。消渴病是一种复杂的疾病，需要综合考虑多种因素进行干预治疗。

## 三、王道坤教授对本病的认识

王道坤教授经过多年的临床实践认为，消渴病虽然所及脏腑包括肺、脾、肾、肝、胃、膀胱等，但归根结底又可总结为人体津液在脏腑内的气化失常,从而引起气血津液的流变障碍。津液不得流通,转化利用不得其所;津液滞而不行,邪祟乃生;或有燥,或为湿,或为痰,或为瘀。所以在治疗消渴病时,中医辨证是基础,挈引气机、布散津液是关键,特别是针对糖耐量异常期和糖尿病初期,从气血津液入手,可挽病于未发、挽病于未重,并且可能避免或者减少西药的使用。

基于上述论点,工作室在王道坤教授多年经验的基础上,总结出了以升阳散津、培元固本为治疗原则的有效方剂。

基本方药:柴胡 10 g,羌活 10 g,葛根 15 g,菟丝子 10 g,淫羊藿10 g,黄连 10 g,鬼箭羽 10 g,鸡内金 15 g。加减法:口渴甚者加天花粉,另加五味子;溲多者加金樱子、沙苑子;乏力者加人参或党参;大便燥秘者加玄参、生地黄;皮肤瘙痒者加首乌藤、蒺藜。

## 四、验案举例

病案 1:陈某,女,66 岁。初诊:2023 年 6 月 26 日。

主诉:乏力 3 月余。

病史:2 年前查出血糖异常,空腹血糖最高 16 mmol/L,在当地医院确诊为糖尿病,初期予以口服二甲双胍治疗,服用 3 个月之后,血糖仍持高不下,于是改为甘精胰岛素治疗,血糖有下降,但空腹血糖仍维持在 10 mmol/L 左右。2023 年 3 月在注射胰岛素的情况下血糖仍然出现波动,最高空腹血糖为 14 mmol/L。同时伴有周身困倦乏力,头昏沉,多汗,口干,饮水不解渴,大便偏溏。舌胖淡,苔薄白,脉沉。

西医诊断:糖尿病。

中医诊断:消渴病,津液气化不利证。

治则:升阳布津,兼补脾肾。

方药:柴胡 10 g,羌活 10 g,葛根 15 g,菟丝子 10 g,淫羊藿 10 g,黄连 10 g,鬼箭羽 10 g,鸡内金 15 g,山药 15 g,天花粉 10 g,炒白术 10 g。

14 剂,水煎服 400 ml,早晚食后温服。

二诊:2023 年 7 月 25 日复诊,患者诉空腹血糖降到了 7.2 mmol/L 左右,餐后两小时血糖 7.8 mmol/L,而且乏力、昏沉都有减轻,汗出减少,大便较前次数减少。二诊在前方基础上,加茯苓 10 g,太子参 10 g。14 剂,服法同前。

三诊:因患者在山东,短期内不能频繁来北京就诊,于是按之前的方剂连续服用 3 周。2023 年 8 月来诊,自诉上次服药 3 周后未再服药,但一直监测血糖,空腹血糖维持在 7.0 mmol/L,而且已停用胰岛素,仅口服二甲双胍肠溶片治疗,同时注意饮食和运动的配合,各种不适也明显缓解。2023 年 9 月陪女儿前来就诊,自诉近 1 个月血糖值理想,停胰岛素近 2 个月,未出现不适。

病案 2:蒋某,女,43 岁。初诊:2021 年 10 月 8 日。

主诉:发现体重下降 2 月余。

病史:患者 2 月前发现体重减轻,未予以重视,后又出现多食现象且常伴饥饿感,在朋友的提醒下,查空腹血糖 14.5 mmol/L,又行糖耐量测试,确诊为 2 型糖尿病。患者自诉过往连续多年体检并未出现血糖异常,并不想长期服用西药控制血糖,经家人介绍来诊。就诊时情况:2 个月内体重下降 8 kg 左右,同时伴有心悸、乏力、口干渴、多汗,眠可,大便尚规律。舌淡红,苔薄白,脉细。

西医诊断:2型糖尿病。

中医诊断:消渴病,津液气化不利证。

治则:升阳布津,兼补肾气。

方药:柴胡 10 g,桂枝 10 g,葛根 15 g,菟丝子 10 g,淫羊藿 10 g,黄连 10 g,鬼箭羽 10 g,鸡内金 15 g,防风 10 g,天花粉 10 g,炒白术 10 g。

14 剂,每日 1 剂,水煎服 400 ml,早晚食后温服。

二诊:两周后复诊,患者诉空腹血糖降到了 10 mmol/L 左右,心悸缓解,出汗减少,时有下肢麻木,在前方基础上加鸡血藤10 g,7 剂,服法同前。

三诊:患者监测血糖,空腹血糖已降到 7 mmol/L 以下,在之前方案基础上随症加减。

四诊:三诊后服药 1 个半月之后患者来诊,空腹和餐后 2 小时血糖已达正常值,体重回升,增重 2 kg。之后患者每 2～3 周调方一次,血糖一直维持在正常水平。服药 3 个月后,嘱其可减少服药频次,同时配合运动和饮食管理。6 个月后患者停药,监测血糖并未出现异常,体重恢复到就诊之前,精神状态也较就诊前明显改善。因患者居住在医院附近,常来医院为家人开药,顺便监测血糖,近两年来血糖都在正常范围内,也并未出现相关症状。

## 五、体会

这两位患者的治疗思路都是遵循王道坤教授津液气化理论,而在药物选择上王道坤教授也参考了李东垣的《脾胃论》和《内外伤辨惑论》里边的方剂和用药,特别是注重升阳药物的应用,如柴胡、羌活、防风、葛根等,助阳以气化,升津而布散,同时强调肾与脾的调节,比如补肾之淫羊藿、菟丝子,健脾之白术、山药等。为防助阳补益生燥,王道坤教授也参考当代医家研究,采用黄连以清热、鸡内金以消导。在助阳化气的药物选择上,王道坤教授特别提到慎用附子、肉桂之类以防燥而生火,而用淫羊藿、菟丝子温补而不失润泽。针对上面的两位患者,一位相对年轻、病程短,事实证明,对于糖尿病的早期,中医药提前的干预能发挥疗效甚至有治愈的可能,同时需要患者配合好生活的自我管理;对于那位年长者,单纯西药控制不理想,中医药的介入能发挥出优势。关键药物阐释:淫羊藿,《本草经疏》中提到"淫羊藿,其气温而无毒……辛以润肾,甘温益阳气";黄连,《近效方》中提到"治消渴能饮水,小便甜……"王道坤教授强调淫羊藿和黄连为对药,治疗消渴阴阳兼顾,用前者之辛润配后者之苦降,可成为消渴病之主药。

（顾景辉）

# 第三节　消化系统类

## 消化性溃疡

### 一、西医对本病的认识

消化性溃疡是指在各种致病因子的作用下，胃肠黏膜发生的炎性缺损，病变深达黏膜肌层，常发生于与胃酸分泌有关的消化道黏膜，其中以胃、十二指肠最常见。临床起病缓慢，病程迁延，伴反酸、嗳气、上腹痛，且上腹痛具有周期性、节律性等特点，是消化系统的常见多发病。

### 二、中医对本病的认识

根据消化性溃疡具有周期性、节律性上腹痛及反酸、嗳气的临床表现特点，其在中医属于"胃脘痛""嘈杂""胃疡"范畴。《黄帝内经》首次提出胃脘痛之病名，记载"胃病者，腹䐜胀，胃脘当心而痛""脾，足太阴之脉……入腹属脾络胃……是动则病舌本强，食则呕，胃脘痛，腹胀善噫，得后与气则快然如衰""木郁之发，民病胃脘当心而痛"，指出了胃脘痛发病与脾、胃、肝三脏密切相关。《伤寒论·辨太阳病脉证并治》："伤寒，阳脉涩，阴脉弦，法当腹中急痛，先与小建中汤，不瘥者，小柴胡汤主之。"《金匮要略·血痹虚劳病》指出："虚劳里急，悸，衄，腹中痛，梦失精，四肢酸痛，手足烦热，咽干口燥，小建中汤主之。"《东垣试效方》言："夫心胃痛及腹中诸痛，皆因饮食失节，中气不足，寒邪乘虚而入客之，故卒然而作大痛。"皆言脾胃虚弱是属其主要病机。

## 三、王道坤教授对本病的认识

消化性溃疡病机可分为虚实两大类,其中虚证主要包括脾胃虚寒、胃阴不足;实证主要包括肝胃不和、胃络瘀血。王道坤教授认为脾胃虚弱、气机失调为本病发生的主要病机之一,虚证多属脾胃虚寒,自拟温中愈溃汤温补脾胃,抑酸止痛;实证属肝胃不和者,自拟疏肝愈溃汤疏肝和胃,理气止痛。

温中愈溃汤基本方药:红景天 15 g,红参 10 g,黄芪 15 g,白芍 15 g,桂枝 6 g,炙甘草 6 g,吴茱萸 6 g,黄连 6 g,蒲公英 15 g,海螵蛸 12 g,浙贝 12 g,木香 12 g,三七粉 6 g,生姜 3 片,大枣 3 枚。

胃脘胀加鸡内金、神曲;脾胃寒甚加炮姜、肉桂;瘀血偏重加五灵脂、延胡索;出血、解黑便加血余炭、白及、地榆炭;胃镜检查溃疡红、充血者,加黄芩、牡丹皮;出血明显者,加茜草、蒲黄;溃疡边缘凹凸不平者,加半枝莲、薏苡仁;色灰白、水肿者,加法半夏、茯苓、猪苓;溃疡面较大,有恶变倾向者,加白花蛇舌草、蒲公英。

疏肝愈溃汤基本方药:柴胡 10 g,白芍 10 g,枳实 10 g,陈皮 10 g,半夏 10 g,延胡索 10 g,川楝子 10 g,炙甘草 6 g,瓦楞子 15 g,乌贼骨 15 g,黄连 6 g,蒲公英 15 g。

纳差加山药、鸡内金;便溏加茯苓;溃疡出血加白及、三七;肝郁犯胃加香附、佛手;肝胃郁热加焦栀子、牡丹皮;肝胃阴虚加石斛、麦冬、生地黄。

## 四、验案举例

病案 1:王某某,女,43 岁。初诊:2018 年 4 月 13 日。

主诉:胃脘隐痛 1 年,加重 2 周。

病史:患者于 1 年前出现胃脘痛,胃镜诊断为糜烂性胃炎,消化性溃疡($H_2 \sim S_1$ 期),间断服用 $H_2$ 受体阻滞剂及质子泵抑制剂。刻下症见:胃脘隐痛,喜温喜按,食后胀满,反酸,大便 1 日 1 行,带下清稀。舌淡,苔薄白,舌下静脉迂曲,脉沉细。

西医诊断:消化性溃疡。

中医诊断:胃脘痛,脾胃虚寒,胃失和降证。

治则:温补脾胃,抑酸止痛。

方药:黄芪 30 g,桂枝 12 g,白芍 15 g,炙甘草 10 g,黄连 10 g,吴茱萸 3 g,蒲公英 15 g,海螵蛸 30 g,浙贝 15 g,柴胡 15 g,枳实 12 g,高良姜 6 g,红景天 18 g,三七粉 3 g。

7 剂,每日 1 剂,水煎服 400 ml,早晚食后温服。嘱患者饮食清淡,忌食辛辣厚腻之品。

二诊:2018 年 4 月 20 日。

患者服药后胃脘痛、反酸较前明显好转,饱食后腹胀,舌淡,苔薄白,舌下静脉迂曲,脉沉细。上方减海螵蛸至 12 g,加焦三仙各 10 g,14 剂,服法、调护同前。

三诊:2018 年 5 月 4 日。

患者服药后胃脘痛、反酸消,偶有食后腹胀,睡眠、二便调。舌淡红,苔薄,舌下静脉轻度迂曲,脉沉滑。上方去焦三仙、浙贝,减黄连至 6 g,继服 7 剂以固疗效。


病案 2:刘某,女,59 岁。初诊:2017 年 4 月 10 日。

主诉:间断胃脘胀痛 5 年余,加重 1 周。

现病史:间断胃脘胀痛,与情绪波动相关。胃镜诊断为消化性溃疡（A2 期）。刻下症见：胃脘胀痛，连及右胁下胀闷不适，易急躁，反酸，腰酸，潮热，睡眠短浅。舌红，苔白，脉弦细。

**西医诊断**：消化性溃疡。

**诊断**：胃脘痛，肝郁气滞，胃失和降证。

**治则**：疏肝和胃，理气止痛。

**方药**：柴胡 15 g，枳实 15 g，白芍 15 g，甘草 10 g，陈皮 12 g，姜半夏 9 g，茯神 30 g，香附 12 g，海螵蛸 30 g，浙贝 15 g，佛手 15 g，香橼 12 g，鸡冠花 15 g，龟甲 30 g，山茱萸 12 g。

7 剂，每日 1 剂，水煎服 400 ml，早晚食后温服。嘱患者舒畅情志，饮食清淡。

**二诊**：2017 年 4 月 17 日。

患者服药后胃脘胀痛缓解，反酸、腰酸、潮热缓解，自觉胸闷，睡眠较前改善。舌淡红，苔薄白，脉弦细。上方去香橼，山茱萸加至 15 g，加丹参 15 g，郁金 12 g，7 剂，服法、调护同前。

**三诊**：2017 年 4 月 24 日。

患者服药后胃脘胀痛、反酸消失，自觉身轻快，无胸闷，腰酸不显，睡眠尚可。舌淡红，苔薄，脉弦细滑。上方去鸡冠花、丹参、郁金，海螵蛸减至 15 g，继服 7 剂以固疗效。

# 五、体会

温中愈溃汤和疏肝愈溃汤是王道坤教授治疗消化性溃疡的经验方。温中愈溃汤由《金匮要略》中黄芪建中汤化裁而成，用于治疗中焦虚寒型溃疡；疏肝愈溃汤由四逆散，加具有抑杀幽门螺杆菌功能的药物（黄连、蒲公英）、行气止痛的药物（延胡索、川楝子）、中和胃酸的药物（瓦楞子、乌贼骨）而成，用于治疗肝胃不和型溃疡。《本草正义》载"红参气味浓厚,色亦重浊,具有温养生发之性,今用之于脾肾虚寒,真阳衰弱及中气不振,阴寒用事诸证,功效甚捷",溃疡日久,脾胃虚寒明显者,红参促溃疡愈合效果极佳,若无红参,可用人参、党参代之。

# 幽门螺杆菌感染

## 一、西医对本病的认识

幽门螺杆菌(Hp)是一种难以被胃酸及机体免疫功能所清除的微需氧革兰阴性菌,Hp感染可引起多种胃黏膜病变,几乎所有感染者均存在慢性活动性胃炎,其中,胃窦为主的非萎缩性胃炎常伴胃酸分泌增加,发生十二指肠溃疡的风险增加;累及胃体的胃炎,尤其是伴有胃黏膜萎缩者,发生胃癌的风险增加。根除Hp可促进消化性溃疡愈合,使80%的早期胃黏膜相关性淋巴样组织结外边缘区淋巴瘤(胃MALT淋巴瘤)获得缓解。

## 二、中医对本病的认识

Hp感染无特异的临床症状和体征,常表现为上腹痛、腹胀、早饱、反酸、恶心等,属于中医"痞满""吞酸""嘈杂"等范畴。《灵枢·上膈》云:"卫气不营,邪气居之。"《金匮要略》亦载"脾旺不受邪"。《素问·阴阳应象大论》:"清气在下,则生飧泄,浊气在上,则生䐜胀。"《临证指南医案》卷二云:"太阴湿土,得阳始运;阳明燥土,得阴自安。此脾喜刚燥,胃喜柔润也。"Hp感染本质上为邪犯中焦。

## 三、王道坤教授对本病的治疗的认识

Hp主要通过口-口或粪-口传播,病位在脾、胃,王道坤教授根据其临床表现,认为本病为湿浊之邪犯于中焦,脾胃失于升降,纳运不健。又因湿为阴邪,其性黏滞,易阻遏气机,或郁而化热,或日久由实转虚,常常迁延难愈。《本草纲目》言:"中焦气滞宜芳香,以脾胃喜芳香也。"脾胃为周身气机升降之枢纽,最忌寒凝冰伏,故治疗应内和脾胃,平调阴阳,以芳温化浊、辛开苦降为法,方以藿香正气散加减。

基本方药:藿香 6 g,白术 10 g,茯苓 10 g,大腹皮 10 g,紫苏梗 10 g,厚朴 10 g,陈皮 10 g,黄连 6 g,萹蓄 10 g,草薢 10 g,蒲公英 15 g。

肝胃不和加柴胡、香附、木香;肝胃郁热加栀子、川楝子;脾胃虚弱加黄芪、党参、山药;反酸烧心,加浙贝、海螵蛸;早饱合枳术丸;恶心欲呕,加半夏、竹茹、生姜。

## 四、验案举例

林某某,女,66 岁。初诊:2023 年 4 月 18 日。

主诉:间断胃脘胀满 1 年,加重 2 周。

病史:患者间断胃脘胀满,早饱,自服促胃肠动力药及疏肝和胃类中成药,症状可部分缓解。近 2 周无明显诱因出现胃脘胀满加重,心下嘈杂,纳食减少,查 $^{13}C$ 呼气试验阳性,DOB＝40,为求中医治疗来诊。刻下症见:胃脘胀满,心下嘈杂,纳食不香,早饱,无腹痛,无烧心,二便可。舌淡暗,苔黄腻,脉沉弦。

西医诊断:Hp 感染。

中医诊断:胃痞,湿阻中焦,寒热错杂证。

治则:芳温化浊,调和寒热。

方药:蒲公英30 g,黄连8 g,萹蓄10 g,藿香5 g,紫苏梗10 g,陈皮10 g,大腹皮10 g,厚朴10 g,炒枳实8 g,炒白术10 g,茯苓10 g。

7剂,每日1剂,水煎服400 ml,早晚食后温服。嘱患者舒畅情志,食后摩腹。

二诊:2023年4月25日。

服药后胃脘胀满、心下嘈杂较前减轻,纳食、二便尚可。舌淡暗,苔略黄偏腻,脉沉弦细。上方加党参10 g,14剂,服法、调护同前。

三诊:2023年5月5日。

服药后胃脘胀满、心下嘈杂不显,纳食、二便可。舌淡暗,苔白,脉沉细。当日复查$^{13}$C呼气试验,DOB＝3.6。上方减蒲公英至15 g,黄连至6 g,继服7剂以固疗效。

## 五、体会

西药根除Hp的疗效优于中药,但也面临耐药性高、副作用多、复发率高等问题,中药可作为根除Hp的补充治疗。《太平惠民和剂局方》载藿香正气散可调"心腹冷痛,反胃呕恶,气泻霍乱",长于宣化湿浊,醒脾助运。因湿浊之邪易阻遏气机,郁而生热,故加黄连、蒲公英以清热燥湿,萹蓄、草薢以通经利湿。《神农本草经》载萹蓄可"杀三虫";《雷公炮制药性解》言草薢"长于去水,用之以渗脾湿,则土安其位",可给湿以通路。王道坤教授强调中药治疗Hp切忌一味地用寒凉药物以清热解毒,需要搭配温胃化浊之品,既可以护胃,又予清热之药以动力,既施其效,又可寒而不滞。

# 结肠息肉

## 一、西医对本病的认识

结肠息肉是指大肠黏膜中向内突出生长的单发或多发赘生物,病理上可分为腺瘤性息肉和非腺瘤性息肉。腺瘤性息肉主要包括管状腺瘤、绒毛状腺瘤、管状-绒毛状腺瘤;非腺瘤性息肉主要包括炎性息肉、增生性息肉、错构瘤性息肉。腺瘤性息肉与肠癌关系密切,被认为是癌前病变。肠镜是最主要的息肉检出手段,治疗以内镜下切除为主。结肠息肉切除后复发率较高,文献报道1年累计复发率为38.1%,2年累计复发率为78.2%,切除后需定期随访监测。

## 二、中医对本病的认识

一般认为结肠息肉属于中医学"肠覃""积聚""肠癖""泄泻""便血"等范畴。"肠覃""息肉"之称最早出现在《黄帝内经》中,《灵枢·水胀》载:"肠覃何如? 岐伯曰:'寒气客于肠外,与卫气相搏,气不得荣,因有所系,癖而内着,恶气乃起,息肉乃生。'"《灵枢识》中谓:"肠中垢滓,凝聚生息肉,犹湿气蒸郁,生覃于木,故谓肠覃。"虽然《黄帝内经》中描述肠覃生于肠外,"肠覃、石瘕皆生于女子",但后世医家常将"覃"假做"蕈"字,取息肉生如蕈状之意,虽与《黄帝内经》中所描述病位、病症不同,但病机基本一致,故诊断仍取用"肠覃",并认为其病机不外虚、滞、瘀三端。

## 三、工作室对本病的认识

结肠息肉证属本虚标实,病理过程为因虚致实,基本病机为脾虚瘀滞。常因素体不足或饮食不节、情志不畅损伤脾胃,脾胃虚弱,运化不及,气滞湿阻,日久脉络瘀阻,内生浊毒,最终发为险证。治疗以补脾胃、畅气机、散瘀滞为主,工作室根据多年经验自拟消罩汤加减。

消罩汤基本方药:黄芪 30 g,葛根 10 g,炒薏苡仁 15 g,三棱 10 g,莪术 10 g,大血藤 10 g。

腹胀满、大便不通者加木香、槟榔;大便溏泄加炒白术、升麻、仙鹤草;便血加地榆炭、茜草炭;脾虚重,加党参、山药;舌苔白腻、湿重者加白芷、车前子、徐长卿。

## 四、验案举例

税某某,男,61 岁。初诊:2019 年 11 月 20 日。

主诉:大便溏泄 6 年余。

病史:患者脾胃素弱,5 年前行电子肠镜检查示结肠多发息肉,镜下切除,病理回报炎性息肉病,术后症状缓解不明显。1 年前复查肠镜示多发结肠息肉 10 余个,病理回报升结肠、横结肠多处息肉为管状腺瘤性质。患者担忧本次复查结果异常,为求中医治疗来诊。刻下症见:大便不成形,2~4 次/日,饮食稍有不慎,即易腹痛、腹泻,精力不足,易疲乏。舌淡暗,苔白滑,脉沉细。

西医诊断:结肠息肉。

中医诊断:肠罩,脾虚湿阻,络脉瘀损证。

治则:健脾化湿,消瘀除癥。

方药:黄芪 30 g,葛根 10 g,炒薏苡仁 15 g,炒白术 10 g,三棱 10 g,莪术 10 g,大血藤 10 g。

14 剂,每日 1 剂,水煎服 400 ml,早晚食后温服。嘱患者避免进食寒凉刺激食物,注意腹部保暖。

二诊:2019 年 12 月 7 日。

患者服药后大便仍不成形,1~2 次/日,进食后腹痛、腹泻频次减少,眠差多梦。舌淡暗,苔白滑,脉沉弦细。上方加车前子 10 g,合欢皮 10 g。14 剂,服法、调护同前。

三诊:2019 年 12 月 21 日。

患者外院抄方 1 次,现大便前段成形,后段偏散,1~2 次/日,进食后腹痛、腹泻基本缓解,体力增加,睡眠尚可。舌淡偏暗,苔白,脉沉细,较前有力。上方去合欢皮,加升麻 8 g,柴胡 8 g,徐长卿 10 g。14 剂,服法、调护同前。

四诊:2020 年 1 月 7 日。

近期大便基本成形,无进食后腹痛、腹泻,可生食少量水果,面有光泽。舌淡红偏暗,苔白,脉沉滑。上方去柴胡,加仙鹤草 15 g,14 剂,服法、调护同前。

患者 2020 年 5 月 10 日复查肠镜提示:慢性结肠炎。

## 五、体会

结肠息肉为有形之邪聚于肠道,为脾虚肠实之证,对于舌苔白滑或水滑,伴长期腹泻者,需要警惕结肠息肉的发生,可建议患者做肠镜检查。消覃汤中黄芪助脾升清,加强气行血之功,又可防活血之药损耗正气;葛根辛甘升发胃阳,助气血流通,两药合用可补虚扶正,脾旺则不受邪。薏苡仁利水湿,通经络,可清肺而实大肠;三棱、莪术入血分,可破滞行瘀,消积化癥;大血藤主入大肠经,善散肠中瘀滞;此四味药专事通降,消有形之积。因六腑以通为用,用药宜清灵生动,走而不滞。

# 溃疡性结肠炎

## 一、西医对本病的认识

溃疡性结肠炎(UC),又称慢性非特异性溃疡性结肠炎,病变主要累及大肠黏膜与黏膜下层,炎症呈连续性弥漫性分布。临床主要表现为腹泻、黏液脓血便、里急后重、腹痛等,病程以发作、缓解和复发交替为特点,是常见的消化系统疑难病。目前溃疡性结肠炎病因尚不明确,一般认为与自身免疫有关,治疗以氨基水杨酸制剂、糖皮质激素、免疫抑制剂、对症治疗及手术治疗为主,疗效欠理想。

## 二、中医对本病的认识

根据腹痛、腹泻、黏液脓血便、里急后重的临床表现,及反复发作、迁延难愈的病情特点,溃疡性结肠炎属于中医"泄泻""久痢""休息痢""肠澼"等范畴。早在《黄帝内经》中就有"鹜溏""飧泄""濡泄""注下"等关于泄泻的记载,其病因有风、寒、湿、热、清气不升等;《景岳全书·泄泻》提出"泄泻之本,无不由脾胃",又提出了"若病久者不可利";《临证指南医案·泄泻》"治泻之法,不过分清降浊,利水通气。"历代医家多认为脾胃虚弱是发病基础,病理因素有湿、热、瘀、痰、毒等,治疗从本虚标实治疗。

## 三、工作室对本病的认识

本病虽病位在肠,但与脾胃关系密切,基本病机为脾胃升清降浊失司,浊毒阻滞肠道化为内痈,治疗以益气升阳、固肠解毒为基本原则,自拟升阳固肠汤,方取东垣补中之意,加解毒消痈、固肠止泻之剂。

基本方药:黄芪 30 g,葛根 15 g,升麻 8 g,沙苑子 10 g,仙鹤草 30 g,墨旱莲 10 g,大血藤 10 g。

脾阳不足加炮姜、肉桂、鹿角霜;湿邪阻滞加炒白术、炒白扁豆、炒薏苡仁;湿热蕴结,加黄连、败酱草、蒲公英;泄泻无度难敛,加秦皮、赤石脂;黏液脓血便加白及、地榆炭。

## 四、病案举例

病案1:经某,女,39 岁。初诊:2020 年 5 月 18 日。

主诉:便溏伴有黏液脓血 5 年。

病史:患者 5 年前无明显诱因出现腹痛,便溏,伴有黏液脓血,白多赤少,3～5 次/日,渐而增至 5～8 次/日,诊断为溃疡性结肠炎,予激素、美沙拉嗪等对症治疗缓解。后美沙拉嗪维持治疗,仍反复发作,伴消瘦、贫血。刻下症见:便溏,伴有黏液脓血,白多赤少,3～6 次/日,偶有下腹隐痛,手足不温,乏力,消瘦,体重45 kg,美沙拉嗪 0.4 g,1 次/日。舌淡边有齿痕,苔白,脉沉。

西医诊断:溃疡性结肠炎。

中医诊断:泄泻,气虚毒滞证。

治则:益气升阳,固肠解毒。

方药:黄芪 30 g,沙苑子 10 g,葛根 15 g,大血藤 10 g,升麻

8 g,仙鹤草 30 g,败酱草 10 g,墨旱莲 10 g,蚕茧 3 g,炙黄芪30 g,
肉桂 4 g,鹿角霜 10 g。

7 剂,每日 1 剂,水煎服 400 ml,早晚食后温服。嘱患者保持积极乐观心态,少食多餐。

二诊:2020 年 5 月 25 日。

药后大便稀软,2～4 次/日,黏液脓血量较前减少,自觉手足、下腹稍温。舌脉同前。上方去肉桂,加赤石脂 10 g,14 剂,服法、调护同前。

三诊:2020 年 6 月 8 日。

药后大便基本成形,1～2 次/日,夹有少量白色黏液,体重46 kg。舌淡,苔白,脉沉滑。上方加炒白术 10 g,14 剂,服法、调护同前。

后在此方基础上随症加减,间断用药半年,患者大便性状维持正常,体重增至 50 kg,停用美沙拉嗪。随访 2 年,病情未再反复。

病案 2:刘某某,女,63 岁。初诊:2021 年 10 月 17 日。

主诉:腹泻 10 年余。

病史:患者 10 年前无明显诱因出现腹泻,便时腹痛,泻后痛减,每日腹泻次数多时有 10 余次,诊断为溃疡性结肠炎,西医治疗效果不显。患者既往行左侧腹膜状肉瘤切除术,左肾、阑尾、胆囊切除术。刻下症见:大便稀溏,每日 10 余次,乏力懒言,消瘦,情绪焦虑,体重 42 kg。舌淡,苔薄白腻,脉弱。

西医诊断:溃疡性结肠炎。

中医诊断:泄泻,气虚兼夹证。

治则:益气升阳,固肠解毒。

方药:黄芪 30 g,沙苑子 10 g,葛根 15 g,升麻 8 g,仙鹤草 30 g,墨旱莲 10 g,大血藤 10 g。

7 剂,每日 1 剂,水煎服 400 ml,早晚食后温服。嘱患者舒畅情志,饮食清淡。

二诊:2021 年 10 月 24 日。

药后大便 3～5 次/日,晨起第一次排便可成形,情绪明显舒缓。舌淡,苔白,脉沉。继予上方 7 剂,服法、调护同前。

三诊:2021 年 10 月 31 日。

患者大便 1～2 次/日,稀软便,体力较前增加,有精力做简单家务。舌淡,苔白,脉沉细。上方加赤石脂 10 g,14 剂,服法、调护同前。

上方加减继服 1 月后,临床症状基本消失,体重增加至43.5 kg。

## 五、体会

本病病情重,病程长,易复发,属于西医难治病。中医对本病病机认识较为清晰,治疗经验丰富。临证发现,部分溃疡性结肠炎患者拇指色泽较其他手指色暗,甚或变黑,病情缓解后拇指颜色也可随之恢复正常。经过长期临床实践证实,升阳固肠汤治疗溃疡性结肠炎疗效确切,可供诸同道借鉴应用。方中黄芪、葛根升阳化湿;升麻、大血藤解毒止痢;仙鹤草收涩益损;墨旱莲益阴止血;菟丝子益脾胃、肥肌肉。全方共奏升降疏化、宣阳化湿、解毒固肠、调理气血之功。本方亦可用于克罗恩肠病及其他病伴脾虚久泻者。

# 胆石症

## 一、西医对本病的认识

胆石症指胆道系统,包括胆囊和胆管内发生结石的疾病,其临床表现取决于胆结石的部位,以及是否存在胆道梗阻和感染等因素。约有 3/4 的患者可终身无症状,或仅有右上腹隐痛、嗳气、腹胀、大便不畅,以及胆囊结石引起的慢性胆囊炎临床症状;部分胆石症可并发急性结石性胆囊炎、急性胆源性胰腺炎、胆总管结石和胆管炎等。目前对于无症状胆石症患者通常采取保守治疗,而有症状的胆石症患者则首选胆囊切除术。

## 二、中医对本病的认识

胆石症属于中医"胆胀""胁痛""黄疸"等范畴。《灵枢·经脉》中描述"阳厥"一症为"胆足少阳之脉……是动则病口苦,善太息,心胁痛,不能转侧",与胆石症并发急症临床症状相似。《灵枢·本输》称"胆者,中精之腑""肝之余气,泄于胆,聚而成精。"胆附于肝,经脉相互络属,脏腑互为表里;胆汁由肝之精气所化生,胆汁借肝之疏泄而排泄。中医认为胆为六腑之一,以通为顺,若肝失疏泄,胆汁排泄不利,淤滞日久,可聚而成石,故肝胆疏泄功能失常是胆结石的基本病机。

## 三、工作室对本病的认识

胆石症由肝胆疏泄失常、胆石留滞所致,治宜疏肝温经、利胆消石。胆为腑,腑以通为用,疏通并用,气机调畅,则胆汁排泄循其常道,胆石随之消解。方用自拟胆石通汤加减治疗。

基本方药:金钱草 30 g,鬼箭羽 10 g,吴茱萸 4 g,砂仁 6 g。

胁胀满加柴胡、香附、香橼、佛手;胁痛加柴胡、白芍、青皮;嗳气加旋覆花、代赭石;大便不畅加生白术、枳壳。

## 四、验案举例

王某某,女,64 岁。初诊:2022 年 6 月 30 日。

主诉:间断右胁胀痛 3 年,加重 1 周。

病史:患者平素急躁易怒,3 年前体检发现胆囊结石,超声报告胆囊内 19 mm×15 mm 大小结石,间断右胁胀满、胀痛。1 周前,进食肥甘厚腻后右胁胀痛加重,复查超声,示胆囊内 23 mm×16 mm 大小结石,直接胆红素 8.1 $\mu$mol/L,间接胆红素 47.3 $\mu$mol/L,西医建议手术治疗,患者顾虑术后并发症,为求中医治疗来诊。刻下症见:右胁胀痛,口苦,心烦,纳食不香。舌暗红,苔白,脉弦滑。

西医诊断:胆石症。

中医诊断:胁痛,肝郁化火证。

治则:疏利肝胆。

方药:柴胡 10 g,香附 10 g,香橼 10 g,佛手 10 g,白芍 10 g,青皮 8 g,金钱草 30 g,鬼箭羽 10 g,吴茱萸 4 g,砂仁 6 g,炙甘草 10 g。

颗粒剂,7 剂,每日 1 剂,早晚食后冲服。嘱患者舒畅情志,清淡饮食。

二诊:2022 年 7 月 8 日。

患者服药后右胁胀痛、口苦、心烦均有所缓解,纳食尚可。舌脉同前。上方加泽泻 10 g,14 剂,服法、调护同前。

后患者外院抄方,继服 14 剂,症状基本缓解,复查超声结石缩小至 18 mm×12 mm。

# 五、体会

胆石症患病率较高,多伴有胆道炎症,临证医家惯用疏利肝胆、清热利湿之品,疏肝药喜用柴胡类。结石为有形之邪,为阴证,若应用一派寒凉药物,恐难消解。《黄帝内经》云:"肝欲散,急食辛以散之。"辛温之药,可顺肝之用,温肝以助利胆,是本病用药的关键所在。方中金钱草又名"化石草",擅长清热利湿化石;鬼箭羽可通经利水破积,周仲瑛教授认为其"遍走上下内外,通行十二经脉";吴茱萸、砂仁均为行散之品,《本草经解》言:"吴萸气温,禀天春和之木气,入厥阴肝经……气味俱升,阳也。"此四味药随症加减治疗胆石症,效专力宏。

(郝　颖)

# 第四节　神经系统类

## 面神经炎

### 一、西医对本病的认识

面神经炎又被称为面瘫或者是贝尔麻痹,是由茎突孔内面神经非特异性炎症所造成的。该疾病为临床多发病、常见病。通常情况下,急性起病,数小时或者 1～2 天达高峰,患病初期表现为下颌角或者耳后疼痛,临床症状主要表现为单侧面部出现肌瘫痪。不能抬头,额纹消失,眼裂闭合不全,当试着闭眼时,瘫痪侧眼球向着上外方转动时,会露出白色巩膜,这被称为贝尔现象。患侧口角下垂、鼻唇沟变浅,露齿时,歪向健侧,由于口轮匝肌瘫痪,出现鼓气或者吹口哨时会漏气,由于颊肌瘫痪,食物易滞留在病侧齿颊之间。当病变在鼓索之上时,便会出现同侧味觉丧失,多见于单侧。面神经炎分期:①急性期,发病 15 天以内。②恢复期,发病 16 天至 6 月。③后遗症期,发病 6 月以上。

### 二、中医对本病的认识

中医认为该病主因为患者平素脏腑气血亏虚,卫外不固,脉络空虚,风寒之邪乘虚侵袭阳明、少阳脉络,以致经气阻滞,筋脉失养,筋肌弛缓不收 。《金匮要略·中风历节病脉证并治》言:"经脉空虚,贼邪不泻,或左或右,邪气反缓,正气即急;正气引邪,喎僻不遂。"当代医家多将本病分为四型:风寒袭络证、风热袭络证、风痰袭络证、气虚血瘀证。

## 三、王道坤教授对本病的认识

王道坤教授指出本病以正虚邪实为主,正虚多为卫气不足,如果病程持久,后期多有血虚的表现。同时强调病犯部位多为阳位,选择用药时注重风药的使用,前期多配合祛风止痉药,后期可加入养血通络药。治疗时要抓住先机,同时在用药时要驾驭好风药的使用,避免燥而伤阴耗血。

## 四、验案举例

病案1:李某某,女,60岁。初诊:2021年9月28日。

主诉:口角歪斜2天。

病史:2天前受风后出现左侧口角歪斜,右眼睑闭合无力,耳后疼痛,无发热,食纳可,二便调,舌红苔白,脉浮滑。神清语利,双侧瞳孔等大等圆,左侧额纹、鼻唇沟浅,示齿口角偏,伸舌居中,双侧肌力、肌张力正常,双侧腱反射活跃,双下肢无明显水肿。

西医诊断:面神经炎。

中医诊断:口僻,风痰阻络证。

治则:祛风通络,调和气血。

方药:羌活10 g,防风10 g,白术10 g,制白附子6 g,炒僵蚕10 g,全蝎3 g,川芎6 g,天麻10 g,茯苓10 g,白芍10 g,葛根10 g,甘草6 g。

7剂,每日1剂,水煎服400 ml,早晚食前温服。

二诊:2021年10月5日。

患者自诉服药后左侧口角歪斜、右眼睑闭合无力缓解,但仍觉左侧口角不适,耳后疼痛明显好转,舌红苔白,脉细滑。

方药:当归 10 g,白芍 10 g,防风 10 g,茯苓 10 g,白术 10 g,炒僵蚕 10 g,蝉蜕 4 g,薏苡仁 15 g,甘草 6 g。

7 剂,每日 1 剂,水煎服 400 ml,早晚食前温服。

于 2021 年 10 月 12 日随访患者,患者自诉自服药 1 周后,左侧口角歪斜、右眼睑闭合无力明显好转。

病案 2:刘某,男,57 岁。初诊:2020 年 2 月 17 日。

主诉:左侧口角歪斜 4 日。

病史:4 天前骑车受风后出现左侧口角歪斜,右眼睑闭合无力,耳后疼痛,食纳差,二便调,舌暗红苔白,脉弦细。神清语利,双侧瞳孔等大等圆,侧额纹、鼻唇沟浅,示齿口角偏,伸舌居中,双侧肌力、肌张力正常,双侧腱反射活跃,双下肢无明显水肿。

西医诊断:面神经炎。

中医诊断:面僻,邪壅经络证。

治则:散风祛邪,调和气血。

方药:羌活 10 g,防风 10 g,白芷 10 g,制白附子 6 g,川芎 8 g,麸炒僵蚕 10 g,蝉蜕 4 g,当归 10 g,独活 10 g。

14 剂,每日 1 剂,水煎服 400 ml,早晚食前温服。

二诊:2020 年 3 月 1 日。

患者自诉服药后左侧口角歪斜症状明显改善,右眼睑可闭合,耳后疼痛改善。舌淡红苔薄白,脉略弦。

于 2020 年 3 月 10 日随访患者,患者自诉现已完全好转。

病案 3:潘某某,男,63 岁。初诊:2019 年 11 月 30 日。

主诉:左侧面痛 1 月余。

病史:1月前左侧面痛,无法进食,无口眼歪斜,无言语障碍,触摸痛。神清语利,形体中等,血压120/80 mmHg,双肺呼吸音清,腹软,无压痛,双下肢无明显水肿。

西医诊断:面神经炎。

中医诊断:面僻,气郁化火证。

治则:解毒通络。

方药:板蓝根10 g,大青叶10 g,丝瓜络10 g,牡丹皮10 g,赤芍10 g,升麻8 g,羌活8 g,麸炒僵蚕10 g,制白附子5 g,甜叶菊2 g,白芷10 g,金银花10 g,防风8 g。

7剂,每日1剂,水煎服400 ml,早晚食前温服。

二诊:2019年12月6日。

患者自诉服药后左侧面痛、无法进食等明显改善。舌淡红苔薄白,脉略弦。予上方7剂,服法同前。

于2019年12月15日随访患者,患者自诉现已完全好转。


病案4:王某某,女,51岁。初诊:2018年6月27日。

主诉:左侧口角歪斜1周。

病史:1周前受风后出现左侧口角歪斜、右眼睑闭合无力,耳后疼痛不明显,食纳可,二便调,舌暗红苔白,脉弦。

西医诊断:面神经炎。

中医诊断:面僻,邪壅经络证。

治则:解毒通络。

方药:柴胡10 g,防风10 g,羌活8 g,川芎6 g,丹参10 g,当归10 g,地黄10 g,熟大黄10 g,升麻6 g,葛根15 g,赤芍10 g,制白附子5 g,炒僵蚕10 g。

7剂,每日1剂,水煎服400 ml,早晚食前温服。

二诊:2019年7月4日。

患者自诉服药后左侧口角歪斜,右眼睑闭合无力等明显改善。舌淡红苔薄白,脉略弦。

于2019年7月10日随访患者,患者自诉现已完全好转。

# 五、体会

王道坤教授取经李东垣,风药常选升阳散火汤,方中用柴胡以发少阳之余火;升麻、葛根以发阳明之余火,羌活以发太阳之余火,独活以发少阴之余火,三阳一阴之余火皆给以出路。亦恐风药过多伤及阴血,故取川芎上行巅顶下至血海之性,破血中之滞气,为血中动药;熟地黄、当归养血活血化瘀,为血中之静药;僵蚕、防风息风止痉,白附子尤擅长治头面之风,面瘫为头面部疾病,故以此三味药引诸药上行于头面部;甘草调和诸药。此方即可行升阳散火之力,同时载四物汤养血活血,诸药合用,使风邪散消,气血得养,经络通畅。

川芎用量不宜过大,小于10 g为佳,既可起到上升之效,又可防升散太过耗气伤阴血,面瘫初期以散风为主,2周之后宜以养血为主,从而有利于病损面神经功能的恢复。

在临床治疗过程中,一定要详问病史,如是否有带状疱疹病史,在治疗时要加入清热解毒之药物,王道坤教授特别强调在有相关病毒感染时加入板蓝根可起到清热解毒、散风祛邪之效。

# 失眠

## 一、西医对本病的认识

失眠是指因心神失养或不安而经常不能获得正常睡眠的一类病证。失眠的主要临床表现:睡眠时间、深度的不足以及不能消除疲劳、恢复体力与精力。轻者难以入寐,或睡中易醒,时寐时醒。重者彻夜不寐,由于睡眠时间不足,醒后常觉神疲乏力,头晕头痛,心悸健忘。

## 二、中医对本病的认识

入眠艰难或睡眠不稳,眠而易醒,时寐时醒,严重者醒后甚至彻夜不眠。《灵枢·大惑论篇》中"黄帝曰:病而不得卧者,何气使然?岐伯曰:卫气不得入于阴,常留于阳。留于阳则阳气满,阳气满则阳跷盛,不得入于阴则阴气虚,故目不瞑矣。"此为辨证不眠之总纲,提出因阳盛阴虚、阳不入阴致不眠。《素问·逆调论篇》中提出"阳明者胃脉也,胃者六腑之海,其气亦下行,阳明逆,不得从其道,故不得卧也。"后人根据以上理论创立了半夏秫米汤。汉朝《伤寒杂病论》用黄连阿胶汤和酸枣仁汤等方治疗失眠,提出阴虚火旺、脏腑失调致失眠。华佗在《中藏经》中提出"胆冷则无眠",《太平圣惠方》强调"胆虚不得眠",《严氏济生方》主张"胆气实热不得眠"。《古今医案》提出心肾不交等不得眠,戴思恭在《证治要诀》中指出"大抵惊悸健忘,怔忡失志,不寐心风"皆是胆涎沃心,以致心气不足,若用疗剂太过,则心火愈微,痰证愈盛,病愈不减,当以理气祛痰为第一义。《景岳全书》指出"不寐证,虽病有不一,然唯知邪正二字则尽之矣"。

## 三、王道坤教授对本病的认识

王道坤教授认为失眠涉及心、脾、肝、胆、肾、胃等脏腑,邪气则以气、痰、瘀、火、饮、食为多。虚证从心脾两虚考虑,多用归脾汤加减;血瘀,多用血府逐瘀汤加减;肝郁,多从疏肝、解郁考虑;肝血虚,多从疏肝、养肝血考虑;阴阳失调,多从调和阴阳气血、引火归元考虑。

## 四、验案举例

病案 1:赵某某,男,62 岁。初诊:2023 年 8 月 28 日。

主诉:入睡困难 2 年,加重 3 个月。

病史:患者于 2 年前开始出现入睡困难,面部出现色斑,偶心烦、急躁,近 3 个月入睡困难加重,醒后难以再次入睡,醒后烦躁易怒,偶心慌。食纳可,二便调,舌边红少苔,脉弦数。

西医诊断:失眠。

中医诊断:不寐病,肝血虚证。

治则:疏肝解郁,养血柔肝。

方药:茯神 15 g,白芍 10 g,薄荷 6 g,炙甘草 6 g,酒女贞子 10 g,墨旱莲 10 g,合欢皮 10 g,天花粉 15 g。

14 剂,每日 1 剂,水煎服 400 ml,早晚食前温服。

二诊:2023 年 9 月 11 日。

患者自诉服药后可自然入睡,心烦、急躁、心慌均较前明显好转。舌淡红苔薄白,脉略弦。予上方 7 剂,服法同前。

于 2023 年 9 月 30 日随访患者,患者自诉自服药 3 周后,每日可睡眠 7 小时,心烦、急躁易怒等均已好转,面部色斑变淡。

病案 2:薛某某,女,63 岁。初诊:2023 年 9 月 19 日。

主诉:入睡困难 6 月余,加重 1 周。

病史:患者于 6 月前开始出现入睡困难,醒后难以再次入睡。近 1 周,整夜难眠,偶有心慌。食纳可,二便调,舌暗红苔薄白,脉沉细数。

西医诊断:失眠。

中医诊断:不寐病,阴阳失调证。

治则:调和阴阳,引火归元。

方药:制附子 5 g(先煎),肉桂 2 g,醋龟甲 10 g,龙齿 10 g(先煎)、茯神 30 g,合欢皮 10 g,桂枝 10 g。

14 剂,每日 1 剂,水煎服 400 ml,早晚食前温服。

二诊:2023 年 10 月 3 日。

患者自诉服药 2 周后可自然入睡 5 小时,偶心慌较前明显好转。舌淡红苔薄白,脉略沉。予上方 7 剂,服法同前。

于 2023 年 10 月 15 日随访患者,患者自诉自服药 3 周后,每日可睡眠 6 小时以上,第二日醒后精神状态良好,心慌已好转。

病案 3:刘某某,女,42 岁。初诊:2023 年 7 月 14 日。

主诉:入睡困难 1 年余,加重 1 月。

病史:患者于 1 年前开始出现入睡困难,醒后难以再次入睡。近 1 月,入睡困难加重,神疲倦怠乏力,偶心烦易怒。纳差,小便调,便溏,月经量偏少,颜色淡红,经期无腹部疼痛,周期正常,舌暗红苔薄白,脉沉细数。

西医诊断：失眠。

中医诊断：不寐病，心脾两虚证。

治则：益气补血，健脾养心。

方药：炒白术 10 g，当归 10 g，茯苓 10 g，炙黄芪 10 g，远志 10 g，龙眼肉 6 g，酸枣仁 15 g，党参 10 g，木香 3 g，炙甘草 6 g。

14 剂，每日 1 剂，水煎服 400 ml，早晚食前温服。

二诊：2023 年 7 月 28 日。

患者自诉服药 2 周后可自然入睡 6 小时，神疲倦怠乏力、偶心烦易怒、纳差、便溏等症较前均明显好转，舌淡红苔薄白，脉略沉。

于 2023 年 9 月 20 日随访患者，患者自诉自服药 2 周后，每日可睡眠 6 小时以上，第二日醒后精神状态良好。

病案 4：王某某，男，52 岁。初诊：2023 年 3 月 18 日。

主诉：入睡困难 3 年余，加重 2 月。

病史：患者于 3 年前开始出现入睡困难，眠后多梦。近 2 月，入睡困难加重，心悸怔忡，急躁易怒，午后潮热，唇暗，舌质暗红，舌下脉络迂曲，苔薄白，脉弦紧。

西医诊断：失眠。

中医诊断：不寐病，气滞血瘀证。

治则：活血化瘀，行气止痛。

方药：桃仁 12 g，红花 9 g，当归 10 g，生地黄 12 g，牛膝 9 g，川芎 6 g，桔梗 9 g，赤芍 10 g，枳壳 10 g，甘草 6 g，柴胡 3 g。

14 剂，每日 1 剂，水煎服 400 ml，早晚食前温服。

二诊：2023 年 4 月 1 日。

患者自诉服药后可自然入睡 5 小时,心悸怔忡、急躁易怒、午后潮热较前明显好转。舌红舌下脉络迂曲,苔薄白,脉略弦。

方药:桃仁 12 g,红花 9 g,当归 10 g,生地黄 15 g,牛膝 9 g,川芎 6 g,桔梗 9 g,白芍 10 g,枳壳 10 g,甘草 6 g,柴胡 3 g。

14 剂,每日 1 剂,水煎服 400 ml,早晚食前温服。

于 2023 年 4 月 30 日随访患者,患者自诉自服药 1 月后,每日可睡眠可达 6 小时以上,第二日醒后精神状态良好。


病案 5:左某某,女,63 岁。初诊:2021 年 3 月 1 日。

主诉:入睡困难 2 月。

病史:患者于 2 月前开始出现入睡困难,眠后多梦。伴有心悸怔忡,急躁易怒,舌边红,苔薄白,脉弦数。

西医诊断:失眠。

中医诊断:不寐病,气机郁滞证。

治则:疏肝解郁,调和气血。

方药:柴胡 15 g,当归 10 g,桃仁 10 g,麸炒枳壳 10 g,赤芍 10 g,桔梗 10 g,川芎 8 g,川牛膝 15 g,合欢花 10 g,合欢皮 10 g,郁金 10 g,首乌藤 15 g,石菖蒲 10 g,珍珠母 15 g。

14 剂,每日 1 剂,水煎服 400 ml,早晚食前温服。

二诊:2021 年 3 月 15 日。

患者自诉服药后可自然入睡 5 小时,心悸怔忡、急躁易怒较前好转。舌边略红,苔薄白,脉略弦。

方药:柴胡 12 g,当归 10 g,桃仁 10 g,麸炒枳壳 10 g,赤芍 10 g,川芎 8 g,川牛膝 15 g,合欢花 10 g,郁金 10 g,首乌藤 15 g,石菖蒲 10 g。

14 剂,每日 1 剂,水煎服 400 ml,早晚食前温服。

于 2021 年 3 月 30 日随访患者,患者自诉自服药 1 月后,每日可睡眠可达 6 小时以上,第二日醒后精神状态良好。

## 五、体会

失眠的治疗关键是认准病机,对症下药,不拘泥于重镇安神、平肝潜阳、酸甘收敛。现代很多医家治疗不寐不敢用补阳药,怕阳药燥热,伤阴动火,常治以滋阴潜阳或重镇潜阳,所以在治疗时予以安神敛阴重镇之味,多以龙骨、牡蛎、朱砂、磁石等为主药。殊不知,阳虚证用补阳药效果立竿见影。如果忽视病机,一味地按固化思维用药,不用阳药、活血药,只是徒耗财力和精力,医未必有所获,患未必有所得。气血的条达,阴阳的平衡是关键。如病案 4 以行气活血为治则,活血并未扰神,患者睡眠安然。

(张淑霞　顾景辉)

# 第五节　呼吸系统类

## 慢性咽喉炎

### 一、西医对本病的认识

慢性咽喉炎主要表现为咽喉部黏膜慢性充血，或伴黏膜下广泛的结缔组织以及淋巴组织增生。慢性咽喉炎可能是全身性疾病的局部表现，如贫血、糖尿病、肝硬化和慢性肾炎等。病程通常在2个月以上，常因感冒、疲劳、多言等引起。检查可见咽部深红色或树枝状充血，咽后壁淋巴滤泡增生，或咽侧索肿大，咽黏膜增生肥厚，或干燥、萎缩、变薄，有分泌物附着。

### 二、中医对本病的认识

在临床中我们经常遇见一些长时间咽痛的患者，查血常规检查并无细菌、病毒的感染，这些患者多是自行过量服用苦寒药物治疗，或者使用西药抗生素治疗。这类咽痛患者西医并没有明确的诊断。中医可将其归为少阴咽痛的范畴，其发病机理与少阴经脉有关。手少阴心经的支脉挟咽，足少阴肾经循喉咙、挟舌本。当邪气侵犯少阴经脉，导致经气运行不畅，或少阴脏腑功能失调，都会引起咽痛。咽痛可分为虚热、客热、客寒、痰热火毒郁结以及阴虚阳浮五种证型。

### 三、王道坤教授对本病的认识

足少阴肾经由肾上贯肝、膈，入肺中，循喉咙，挟舌本。故长时间咽痛考虑或与肾、肺有关,证型可为虚热、客热、客寒、痰热火毒郁结以及阴虚阳浮等。王道坤教授认为当代医者治疗咽痛多用惯性思维,多从实热上考虑,多用苦寒药物,然而临床中少阴咽痛通常与过量使用苦寒药物,或者经口服或静脉滴注抗生素治疗有关,故临床中应深究病因病机,辨证清晰,用药严谨。

## 四、验案举例

病案 1:尤某某,女,45 岁。初诊:2016 年 5 月 27 日。

主诉:咳嗽、咽痛 1 个月余。

病史:患者于 1 个月前开始出现咳嗽、咽痛、鼻不能闻,稍闻刺激物后咳嗽加重,无发热。曾于多家三甲医院呼吸科、耳鼻喉科就医,经过静脉滴注左氧氟沙星、口服苏黄止咳液治疗 1 周后,诸证未变,尤以咽痛甚为主,食纳差,二便调,舌淡红苔薄白,脉沉。

西医诊断:慢性咽喉炎。

中医诊断:慢喉痹病,阴郁化火证。

治则:扶阳透热利咽。

方药:蜜麻黄 6 g,制附子 5 g(先煎)、细辛 3 g,桔梗 10 g,甘草 6 g,锦灯笼 10 g,射干 10 g。

3 剂,每日 1 剂,水煎服 400 ml,早晚食后温服。

二诊:2016 年 5 月 29 日。

患者自诉服药后咳嗽、咽痛、鼻不能闻等症均已好转。舌淡红苔薄白,脉略浮。

于 2016 年 6 月 10 日随访患者,患者自诉服药后,再未出现咳嗽、咽痛、鼻不能闻等症。

## 五、体会

患者咽痛1月余,无发热、脉沉,静脉滴注、口服寒凉药物症状未能缓解,殊不知寒凉药物已伤阳,寒淫于内。《黄帝内经》曰:"寒淫于内,治以甘热,佐以苦辛,以辛润之。"故用麻黄附子细辛汤加减化裁治之。制附子入少阴,内散少阴之寒,又助蜜麻黄解表之功,细辛既入太阳又入少阴,三药相合,补散兼施,共奏助阳解表之功;锦灯笼、桔梗、射干直达咽部,行清热解毒之功。全方关键点在于以蜜麻黄、制附子、细辛助阳以散阴火,阴火散热自消,同时为防纯阳药物生热,佐以清热利咽之味。在助阳药物的使用剂量上,特别是制附子,临床实践中反馈小于10克为宜,正应《黄帝内经》:"少火之气壮",特别是当代苦寒类抗生素使用频繁,出现此类证候者亦不为少数,每以此法施治三剂之内见效者颇多。

# 病毒性感冒

## 一、西医对本病的认识

病毒性感冒由多种病毒感染引起,主要有呼吸道合胞病毒、流感和副流感病毒等,有一定的传染性。近年来,国外研究数据显示,成人平均每年患病毒性感冒2~3次,对于年老体弱、小儿、免疫功能低下及有呼吸道基础疾病者,病毒可在体内迅速繁殖,发病率更高。

## 二、中医对本病的认识

感冒病名出自北宋的《仁斋直指方·诸风》,其伤风方论中提到参苏饮:"治感冒风邪,发热头痛,咳嗽声重,涕唾稠粘。"风为致病首要之邪。《素问·风论》道"黄帝问曰:风之伤人也,或为寒热,或为热中,或为寒中,或为疠风,或为偏枯,或为风也。其病各异,其名不同,或内至五脏六腑……"。《丹溪心法·中寒二》曰:"伤风属肺者多,宜辛温或辛凉之剂散之。"时行感冒病名出自《类证治裁·伤风》:"时行感冒,寒热往来,伤风无汗,用参苏饮、人参败毒散、神术散。"《诸病源候论·时气病诸候》阐述其病机为:"时行病者,是春时应暖而反寒,夏时应热而反冷,秋时应凉而反热,冬时应寒而反温,此非其时而有其气,是以一岁之中,病无长少,率相似者,此则时行之气也。"

## 三、王道坤教授对本病的认识

王道坤教授认为病毒性感冒,多是内外因协同作祟所致,素体有内火,外感六淫、时行病毒侵袭人体而致病。本病多以风邪为主因,风邪为六淫之首,风性轻扬,多犯上焦,故《素问·太阴阳明论篇》说:"故伤于风者,上先受之。"肺处胸中,位于上焦,主呼吸,气道为出入升降的通道,喉为其系,开窍于鼻,外合皮毛,职司卫外。因病邪从表自上而入,内合于肺,故尤以卫表不和为其主要方面。由于天气四季变化,以及人体个体差异,故临床表现的证候有风寒、风热和暑湿兼夹之证,亦多见寒与热的转化或错杂。

## 四、验案举例

病案 1：张某某，女，36 岁。初诊：2023 年 4 月 12 日。

主诉：发热 3 日。

病史：患者于 3 日前发热，最高温度达 40℃，就诊于发热门诊，测甲流鼻咽拭子结果为甲流阳性，口服布洛芬、连花清瘟颗粒、感冒清热颗粒后，仍不退热，无汗，伴有恶寒乏力、头痛、咽痛、鼻塞、口渴、纳差，二便调，舌绛红，苔薄白，脉浮紧数。

西医诊断：病毒性感冒。

中医诊断：发热，寒热错杂证。

治则：宣肺透热解毒，益气扶正存津。

方药：生黄芪 12 g，炙麻黄 9 g，青蒿 10 g，石膏 30 g，金银花 10 g，黄芩 10 g，炒牛蒡子 10 g，炒苦杏仁 10 g、芦根 10 g，甘草 6 g，荆芥 10 g。

3 剂，每日 1 剂，水煎服 400 ml，早晚食后温服。

二诊：2023 年 4 月 15 日。

患者自诉服药两剂后已退热至正常体温，恶寒乏力、头痛、鼻塞、纳差等症均已好转。舌淡红，苔薄白，脉略浮。

于 2023 年 4 月 18 日随访患者，患者自诉自服药后，再未出现发热恶寒、乏力、头痛、鼻塞、纳差等证。

患者发热无汗、恶寒乏力，系寒邪客于肺卫，故麻黄汤主之，然兼有口渴、脉数、咽痛等症，故以麻杏石甘汤为基础加减。全方以炙麻黄发散风寒、宣肺泄热；又防炙麻黄性温助热，故配石膏大寒清肺肃肺；佐炒苦杏仁降肺气，荆芥解表散寒，炙甘草调和诸药；金银花、黄芩、炒牛蒡子引药入咽、肺，取清热解毒之功；又恐宣散太过,伤其津液,故加芦根清热生津。关键用药:生黄芪取其"甘温除大热"之功,亦取其补肺气扶正之功;因2023年初春天气持续低热,春季阳气升发,遇风寒外袭,内郁外寒,《本草纲目》中:"青蒿得春木少阳之气最早,故所主之证,皆少阳、厥阴血分之病也。"故以青蒿透内热于外。临床中每以2剂服用即退热者多见,退热可停服,不必尽服。

病案2:李某某,男,29岁。初诊:2023年3月9日。

主诉:咳嗽2个月余,加重1周。

现病史:患者于两月前新型冠状病毒感染阳性后,咳嗽,有痰咳不出,咽痛,口干欲饮,饮后不能缓解,纳差,二便调,舌暗红,苔薄白,脉细数。

西医诊断:慢性支气管炎。

中医诊断:咳嗽,心肺气虚证。

治则:补益心肺、宽胸止咳。

方药:黄芪15 g,太子参10 g,款冬花10 g,炙桑白皮10 g,丹参10 g,杏仁10 g,白前10 g,葶苈子6 g,红景天6 g,紫菀10 g,炒白术10 g,南沙参10 g。

5剂,每日1剂,水煎服400 ml,早晚食后温服。

二诊:2023年3月14日。

患者自诉服药后咳嗽好转,有痰咳不出、咽痛、口干欲饮、饮后不能缓解,纳差等症均已好转。舌淡红,苔薄白,脉略细。

于2023年3月20日随访患者,患者自诉自服药后,再未出现咳嗽、咽痛、口干欲饮、饮后不能缓解,纳差等症。

患者久咳气阴两虚,故以黄芪、太子参补肺气,扶正气;南沙参、红景天养阴清肺、化痰益气;恐益气养阴之药无以清肺中之热,故用炙桑白皮、葶苈子泻肺平喘、利水消肿;款冬花、紫菀、杏仁、白前降气止咳,配炒白术燥湿化痰,既能杜绝生痰之源,又能固护脾胃,以防清肺之药伤及脾胃。止咳药物多以款冬花、紫菀为主,温润而止咳,同时配伍黄芪以补心肺之气,祛邪而不伤正,对久咳或虚咳患者来说可谓稳妥。

## 五、体会

王道坤教授认为呼吸类疾病以肺的生理功能宣发肃降为主,要运用辨证思路,考虑到当代人压力大、生活节奏快、饮食多肥甘厚腻、运动少,病因以内火、痰、湿为多见,在用药上需在酌情考虑升散的同时,又加以养阴之药,以防耗散太过,升中有降,散中有收。王道坤教授认为中药抗病毒并不只是清热解毒,故用药不能一味重用寒凉药物,要究其病毒的习性、特征,可选择应用温热药。2023 年春季之时疫,多为寒湿,或寒湿化热,又加外感风邪所致。王道坤教授认为发热患者用黄芪退热效果好,《汤液本草》中记录:"东垣云:黄芪、人参、甘草三味,退热之圣药也。"《灵枢》曰:"卫气者,所以温分肉而充皮肤,肥腠理而司开阖。黄芪补三焦,实卫气。""退热"是基于治疗"阴火"为病而言。黄芪之功重在"补三焦"之气,"实卫气"。而三焦之气、卫气皆源于肺气的布化。简言之,黄芪之功重在"补肺气"。

青蒿本为夏季疟疾多用,现如今人们常用暖气、空调取暖,加上全球日益变暖的大环境,在一定程度上模拟了夏季的湿温环境,故王道坤教授认为青蒿为 2023 年春季时疫之关键用药。《本草纲目》:青蒿得春木少阳之气最早,故所主之证,皆少阳、厥阴血分之病也。采以悬于门症内可辟邪气。《本草崇原》:"青蒿春生苗叶,色青根白,气味苦寒,盖受金水之精,而得春生之气。"《景岳全书》:"阴中有阳,降中有散。主肝、肾、三焦、血分之病,疗阴火伏留骨节,故善治骨蒸劳热,尸注鬼气,降火滋阴,润颜色,长毛发。"可见青蒿可深入骨透内毒于外,故时行感冒时用青蒿至关重要。

(张淑霞　顾景辉)

# 第二章 皮肤及甲状腺、乳腺外科疾病

## 第一节 带状疱疹

### 一、西医对本病的认识

带状疱疹是由水痘带状疱疹病毒引起的急性炎症性皮肤病，发病前局部皮肤往往先有感觉过敏或神经痛，伴有轻度发热、全身不适、食欲不振等前驱症状，亦可无前驱症状而突然发病。患部先出现潮红斑，继而其上出现多数成群簇集的粟粒至绿豆大的丘疱疹，迅速变为水疱，水疱透明澄清，疱壁紧张发亮，疱周有红晕。数群水疱常沿皮神经排列呈带状，各群水疱间皮肤正常。10余日后水疱吸收干涸、结痂。愈后留有暂时性淡红色斑或色素沉着，不留瘢痕。亦可因疱膜破溃形成糜烂，甚至坏死或继发化脓感染。全病程为2～3周。西医对带状疱疹的治疗原则为抗病毒、消炎止痛和防止继发感染。

## 二、中医对本病的认识

中医称带状疱疹为缠腰火龙、缠腰火丹、缠腰蛇丹,民间俗称蜘蛛疮,亦名蛇串疮、火带疮、蛇缠疮、蛇丹等。中医认为带状疱疹是因肝胃郁热、肝胆湿热造成的,中医一般采用清利湿热、清热凉血、活血止痛、健脾祛湿等治疗方法,可以起到祛除毒邪的作用。蛇串疮之称见于《医宗金鉴·外科心法要诀》,是指以集簇性水疱沿身体单侧,断续排列成带,宛如蛇形,四畔掀红,伴疼痛为主要表现的皮肤疾病,因皮损状如蛇行,故名蛇串疮;多缠腰而发,故又称缠腰火丹。系由湿热火蕴蓄经络而发,以成簇水疱沿一侧周围神经呈带状分布,伴刺痛为临床特征,多见于成年人,好发于春秋季节。清代《外科大成·缠腰火丹》称此症"俗名蛇串疮,初生于腰,紫赤如疹,或起水疱,痛如火燎"。

## 三、工作室对本病的认识

工作室经过多年的临床诊治,首先认为带状疱疹本身有一个疾病的发展演变过程,在治疗的过程中可能会有"发"的表现,比如疱疹发的更多,只要治疗原则正确,即使疱疹"发"的时候也不必慌张。通过对该病的临床诊治,我们得到这样的经验:得病初期的治疗以清热解毒为主,西医可以用抗病毒药,中医可以清热解毒结合辨证治疗,如果是 65 岁以上老人或体质较弱的患者建议益气解毒。从治疗的数百例患者的效果来看,单纯的中医早期清热解毒治疗如果及时,皮损消失得更快,后遗神经痛出现的概率更低,工作室常用"六、四、三、二、一"解表法,六是指清热解毒类六味药:板蓝根、大青叶、蒲公英、野菊花、金银花、拳参;四是凉血类药物四种：牡丹皮、地黄、赤芍、白茅根；三是利湿类药物三种：泽泻、萆薢、车前子；二是散结止痛类药物二种：浙贝、乳香；一是调和类药物一种：甘草。早期解毒及时甚至都不会伴发皮损结痂消退后发生的剧烈的后遗神经痛。如果发生了后遗神经痛，用西药治疗主要是营养神经，更甚者阻断神经，但是很多人效果一般，尤其针对一些年老体弱的患者，效果更是不甚理想。若是用中医药，只要找对方向，辨证止痛，疼痛会逐渐缓解和消失，止痛主要以养血活血为主。需要注意的是，患病期间患者必须要忌口，发物、刺激之味必须要禁忌。

## 四、验案举例

病案 1：张某某，女，59 岁。初诊：2020 年 10 月 30 日。

主诉：胸背部红色疱疹 2 日余。

现病史：患者 2 天前无明显诱因出现胸背部走窜痛，渐生红色疱疹，痒痛难忍，伴发热，体温升高至 39℃，伴面部红疹，口干口苦，食欲不振，疼痛急迫时难以入睡，二便调。刻下症见：胸背部红色疱疹伴面部红疹，走窜痛，食饮难下，昼夜不安，面赤，精神憔悴，纳差，便少。舌脉：舌暗红，苔白，脉弦细。体征：胸背部粟粒状水疱，呈带状分布，宛如蛇形，色红，疼痛剧烈。

西医诊断：带状疱疹急性期。

中医诊断：蛇串疮，血热毒滞证。

治则：清热凉血解毒。

方药：金银花 15 g，板蓝根 15 g，拳参 10 g，大青叶 10 g，蒲公英 30 g，野菊花 10 g，牡丹皮 10 g，赤芍 10 g，白茅根 10 g，地黄 10 g，萆薢 10 g，泽泻 10 g，车前子 10 g，乳香 10 g，浙贝 10 g，甘草

10 g,黄芪 15 g。

连服 7 剂,每日 1 剂,水煎服 400 ml,早晚食后温服。

二诊:2020 年 11 月 6 日。

患者胸背部走窜痛减轻,部分水疱吸收干涸、结痂,食饮改善,睡眠改善,舌脉同前。前方去乳香,加青蒿 10 g,龙胆 5 g,余守方未变,嘱患者再服用 7 剂。服法同前。

三诊:2020 年 11 月 14 日。

患者胸背部走窜痛明显减轻,皮损结痂,无发热,纳眠可,二便调。患者带状疱疹后期,治疗以扶正清热解毒为主。

方药:黄芪 30 g,板蓝根 10 g,金银花 10 g,徐长卿 10 g,丝瓜络 15 g,青蒿 10 g,太子参 10 g,麦冬 10 g,天冬 10 g,葛根 10 g,旋覆花 10 g,茜草 10 g。7 剂,服法同前。7 剂后随访患者,已痊愈,无遗留后遗神经痛。


病案 2:代某某,女,80 岁。初诊:2022 年 8 月 1 日。

主诉:面部皮疹 3 天。

病史:患者 3 天前不明原因出现面部散发皮疹,色红,伴目肿,大便干燥,眠差。既往有高血压、高脂血症等慢性病史。舌脉:舌暗红,苔白,脉弦细。体征:面部散在粟粒状红色疱疹,疼痛,目肿。

西医诊断:带状疱疹。

中医诊断:蛇串疮,气虚毒滞证。

治则:补气清热,利湿解毒。

方药:黄芪 15 g,金银花 15 g,板蓝根 10 g,拳参 10 g,大青叶 10 g,蒲公英 10 g,野菊花 10 g,牡丹皮 10 g,赤芍 10 g,白茅根

10 g,地黄 10 g,萆薢 10 g,泽泻 10 g,车前子 10 g,浙贝 10 g,甘草 10 g。

连服 7 剂,每日 1 剂,水煎服 400 ml,早晚食后温服。

二诊:2022 年 8 月 8 日。

患者自诉口服上方 3 剂后,面部红疹结痂,肿胀改善,目肿减轻,睡眠改善,舌脉同前。前方去车前子、大青叶、萆薢、泽泻,加当归 10 g、炒蒺藜 10 g、丝瓜络 10 g,余守方未变,嘱患者再服用 7 剂。

7 剂后随访患者面部皮疹消失,无遗留后遗神经痛。

带状疱疹用药得当,3 剂即取效,这样的案例举不胜举。带状疱疹分急性期和后遗神经痛期。中医药治疗越早介入效果越好,在急性期及时使用"六、四、三、二、一"解毒法,则病情可能不会进展到后遗神经痛期。《黄帝内经》云"正气存内,邪不可干,邪之所凑,其气必虚"。在治疗该病时,针对年老体弱的患者,一般可以适当加入黄芪等补气药扶助正气。

病案 3:顾某,女,56 岁。初诊:2021 年 8 月 14 日。

主诉:右上肢红疹伴疼痛 3 个月。

病史:患者 3 个月前外院确诊带状疱疹,西医抗病毒治疗后,疱疹较前好转,遗留右上肢红疹伴剧烈疼痛,口中灼热感,口臭,咽部不适,腹胀,眼屎多,眠差,大便不畅,小便黄。舌脉:舌暗红,苔黄腻,脉沉细。

西医诊断:带状疱疹后遗神经痛期。

中医诊断:蛇串疮,气虚血瘀证。

治则:补气养血,通络止痛。

方药:黄芪 30 g,当归 10 g,桃仁 10 g,旋覆花 15 g,茜草 10 g,蒲黄 10 g,丝瓜络 15 g,徐长卿 10 g,栀子 10 g,炒蒺藜 10 g,薄荷 6 g,大黄 3 g,秦艽 10 g。

14 剂,每日 1 剂,水煎服 400 ml,早晚食后温服。

后在前方基础上,加减变化,服药 3 周后痊愈。后遗神经痛至今未再复发。

病案 4:高某某,女,70 岁。初诊:2023 年 2 月 27 日。

主诉:腰部疱疹伴疼痛 2 个月。

病史:患者 2 个月前无明显诱因出现腰部疱疹,疼痛难忍,西医治疗后疱疹渐退,疼痛仍在,呃逆,眼睛干涩,大便干,小便可。舌脉:舌暗红,苔薄黄,脉沉细。

西医诊断:带状疱疹后遗神经痛期。

中医诊断:蛇串疮,气虚兼夹证。

治则:补气养血,通络止痛。

方药:黄芪 30 g,当归 10 g,桃仁 10 g,旋覆花 15 g,茜草 10 g,蒲黄 10 g,丝瓜络 20 g,徐长卿 10 g,青皮 6 g,五灵脂 9 g,板蓝根 10 g,秦艽 8 g。

14 剂,每日 1 剂,水煎服 400 ml,早晚食前温服。

二诊:2023 年 3 月 14 日。

患者诉诸症缓解,疼痛较前明显缓解,眼屎多,二便调。后在前方基础上,去桃仁、板蓝根、秦艽,加炒蒺藜 10 g,服药 2 周后痊愈。

按:带状疱疹后遗神经痛期一般表现为皮疹消退后局部疼痛不止,中医治疗以补气养血活血止痛为主。正气尚盛者可加熟大黄破瘀;年老体弱者可加大黄芪用量以扶正。

# 五、体会

本病分为带状疱疹急性期和带状疱疹后遗神经痛期。针对带状疱疹的治疗主张两步选择法,前期疱疹急性期治疗最为关键,我们总结出"六、四、三、二、一"解毒法,同时遵循"变中求辨",方能把握治病主动权。可能会有医者担心苦寒药物过多伤及脾胃,在临证早期,我们也有过此类顾虑,但在临床实践后发现即使应用大量苦寒药物,带状疱疹患者也未出现胃脘不适,偶有几例大便清稀,也都是一过性的,况且用药时可加入黄芪顾护正气。

带状疱疹后遗神经痛是最常见的带状疱疹慢性并发症,也是最常见的感染后神经痛类型,其疼痛症状可能持续数年或终身。围绕带状疱疹后遗神经痛的中医药治疗,工作室通过不断总结,提出了益气养血通络的治疗原则,以大剂量补气药,配合辛润通络类中药为方法,如适当加减丝瓜络、徐长卿、旋覆花、茜草等,可较快缓解疼痛。旋覆花止痛,通肝络,通血脉而行瘀涩,《本草分经》认为:旋覆花"辛苦咸微温,入肺、大肠,下气行水,软坚消痰痞,通血脉,除噫气,绢包煎"。《本草便读》曰:"丝瓜络味甘性寒,入经络解热邪,热除则风去,络中津液不致结而为痰,变成肿毒诸证,故云解毒耳。"《神农本草经》曰:"徐长卿味辛,温。主鬼物,百精,蛊毒,疫疾邪恶气,温疟。久服强悍轻身。"茜草入肝破血,味兼辛苦,行滞通经,长于破血行血。带状疱疹后遗神经痛无不因瘀血而成,故应用这四味关键药物可化瘀通络,药效显著。

（孙俊建 顾景辉）

# 第二节　甲状腺结节

## 一、西医对本病的认识

甲状腺结节是一种由多种原因引起的,以在正常甲状腺组织中出现局限性肿块为特征的内分泌疾病。大部分甲状腺结节为良性腺瘤样结节或囊肿,但有 5%～10% 的甲状腺结节为恶性肿瘤。少数甲状腺结节可以导致甲状腺功能亢进,或引起局部压迫症状及影响外观。甲状腺结节可并发于各种甲状腺疾病,如单纯性甲状腺肿、甲状腺炎、甲状腺肿瘤等,其结节有单发或多发,临床上有良恶之分。良性的甲状腺结节主要包括结节性甲状腺肿、甲状腺腺瘤等;恶性的甲状腺结节则以甲状腺癌为主,另外还包括甲状腺淋巴瘤、转移瘤等。对于良性结节,西医多嘱患者定期复查,若患者顾虑较大或不能定期随访可择期手术治疗;恶性者均应手术治疗。

## 二、中医对本病的认识

中医认为甲状腺结节属于"瘿瘤""瘿病"范畴,《外科正宗》认为:"瘿瘤之症乃五脏瘀血、浊气、痰滞而成。"现代医家对于本病的辨证思路虽不尽相同,但总以气滞、痰凝、血瘀壅结于颈前为其基本病机,病位不外乎肝脾。我们认为,甲状腺结节的全过程与气机密切相关。瘿之所生,首责于气,气机的升降异常是本病发生的基本病理环节,气滞、痰凝、血瘀是三焦气机升降失常随之产生的病理产物。南宋严用和《严氏济生方》载:"夫瘿瘤者,多因喜怒不节,忧思过度,而成斯疾焉。"《外科精义》载:"人之气血循环一身,常欲无滞流之患。倘喜怒不节,忧思过度,调摄失宜,以致气滞血凝,而成瘿瘤。"叶天士《临证指南医案》云:"情志之郁,由于隐情曲意不伸,故气之升降开阖枢机不利。"情志不畅导致下焦肝失疏泄,肝气升发不及而肝气郁滞,气机升降出入不利。中医治疗甲状腺结节不仅仅局限于颈前肿块,更注重全身气血津液的调达,最终使机体回归阴阳平衡。

## 三、工作室对本病的认识

瘿病以颈前肿大为特征,《丹溪心法》云:"结核或在项、在颈、在臂、在身,如肿毒者,多是湿痰流注,作核不散。"痰阻气机,气滞痰凝,日久化瘀,痰气瘀互结,积于咽喉。不容忽视的是,情志与瘿病具有较大的相关性,如《诸病源候论·瘿候》言:"瘿者……由忧恚气结所生……搏颈下而成之。"说明瘿瘤乃忧思气结所致,脾在志为思,脾气郁滞则脾阳不振,气滞水停痰聚血瘀。体质壮实的年轻患者,一般实证居多,我们一般采取疏肝理气祛痰化瘀的攻实的方法,结节可逐渐缩小至消失。

## 四、验案举例

樊某某,女,26岁。初诊:2021年9月26日。

主诉:体检发现甲状腺结节1年。

病史:患者1年前体检发现甲状腺结节(大小具体不详),未诊治,1周前复查甲状腺结节大小约1.2 cm×0.9 cm,局部4A级,无憋气、气短等不适,抽血检查甲状腺功能无异常,纳可,平素大便干燥,两三日大便一次,小便正常。患者平素情绪急躁,月经量较前减少,恐癌心理严重,为求中医治疗前来就诊。舌脉:舌暗红,苔白,脉弦细。

西医诊断:甲状腺结节。

中医诊断:瘿瘤,气滞血瘀证。

治则:疏肝理气,化瘀散结。

方药:柴胡 10 g,香附 10 g,橘核 10 g,猫爪草 10 g,白花蛇舌草 10 g,三棱 10 g,莪术 10 g,海藻 10 g,茜草 10 g,赤芍 10 g,皂角刺 8 g,木蝴蝶 5 g。

连服 14 剂,每日 1 剂,水煎服 400 ml,早晚食前温服。

二诊:2021 年 10 月 16 日。

患者月经量改善,伴痛经,大便干燥改善,见口唇散在皮疹,舌脉同前。前方去茜草,加玄参 10 g,浙贝 10 g,牡蛎 30 g。连服 14 剂,每日 1 剂,分两次服。

三诊:2021 年 11 月 13 日。

患者痛经改善,前方去莪术,加夏枯草 15 g。连服 14 剂,每日 1 剂,分两次服。患者于 2023 年 11 月 28 日复查甲状腺结节消失。诸症消失。

## 五、体会

在中医看来,甲状腺属于多气多血之脏器,上述病例中患者在患有甲状腺结节的同时伴随月经量减少,在临床中常见。该病最初多见气郁,同时气郁又可为湿郁、痰郁、血郁之诱因,临床抓住"肝失条达,气机郁滞"这一主线,柴胡、香附之类是治疗甲状腺结节的必用药。甲状腺位于颈前气管两侧,形似蝴蝶;木蝴蝶色白,中有扁子,形似甲状腺,具有解郁理气的功效,是我们治疗该病的常用药物。对于甲状腺结节的治疗,主要以理气剂、清热剂、活血剂、祛痰剂为主,我们以古方化裁,根据临床经验与患者特征采取自拟方剂治疗,同时配合化痰、化瘀散结之药物,一般应用丹栀逍遥散、柴胡疏肝散、海藻玉壶汤加减治疗。综上,中医防治甲状腺结节,针对气滞痰凝血瘀之因辨证施治,符合中医学强调的整体观念。西医认为,当甲状腺结节没有自主分泌功能的时候,可以适当地摄入海藻这一类含碘高的食物,但从中医角度分析,海藻、昆布治疗甲状腺结节的关键点不在于含碘,而是海藻、昆布味咸可祛痰软坚,消瘰疬。

(孙俊建)

# 第三节　尖锐湿疣

## 一、西医对本病的认识

尖锐湿疣是由人乳头瘤病毒（HPV）侵犯生殖器肛周皮肤黏膜引起的性传播疾病，HPV 的主要致病类型是 6 型、11 型、16型、18 型。该病主要的临床表现就是在肛门以及外生殖器部位出现一些疣状新生物，如果不经治疗，可以逐渐增大，引起局部疼痛、出血、坏死，出现继发感染以及压迫症状。尖锐湿疣主要是通过性接触传播，通过与患有尖锐湿疣或者携带有 HPV 的人密切性接触，就可以传染，也有极少数人是通过一些生活用具间接传染。西药通常需要采取物理和药物联合治疗的方式，并经过反复的治疗，才有可能将其彻底地根除。

## 二、中医对本病的认识

尖锐湿疣由 HPV 感染引起，属于中医"千日疮"的范畴，其发病与内因、外因均有关系，发病机理多为气血失和、腠理不密、房事不洁或间接接触秽浊之品，湿热浊毒侵入外阴皮肤，正虚邪恋，在局部搏结而成疣体。主要表现为皮肤黏膜赘生物，大小和形状多变，多见于肛门及外生殖器部位。中国古代文献并无 HPV 感染的病名，当代医家根据其临床特点归于"带下病"，认为该病的发病与房劳过度、不洁性生活、早婚、分娩次数等有密切关系，病机是人体正气受损，导致正气亏虚，淫邪外袭，加之情志内伤等导致冲任功能损伤，带脉失约，气血功能失调，脾气亏损，浊毒蕴结下注冲任带脉。主要表现为阴痒、阴痛、白带异常。

## 三、工作室对本病的认识

尖锐湿疣的发生必然有外邪致病的诱因,所以西医治疗侧重点在于如何清除 HPV 以及切除病变,而中医治疗除了应用清热解毒的药物祛除外邪,还要考虑发病的本质,正所谓"正气存内,邪不可干",有的人接触 HPV 后出现一过性感染,然后病毒自行消退,甚至有的接触 HPV 后未感染,而有些患者一旦接触 HPV 即引起病变甚至需要手术切除病变,所以我们认为尖锐湿疣的发病跟患者本身正气不足密切相关。中医治疗宫颈 HPV 感染及尖锐湿疣具备显著优势。有的学者从燥湿论治,有的学者滋阴清热解毒,甚至有的学者治疗偏重补气养阴。中医治疗各有特色,我们在临床实践中发现持续感染 HPV 的人群多伴正气、阳气不足,感受邪毒,临床治疗中以扶正温阳解毒立法,收效显著。

## 四、验案举例

病案 1：董某某,女,40 岁。初诊：2023 年 7 月 14 日。

主诉：发现外阴及肛门疣体半月,伴外阴瘙痒。

病史：3 周前体检发现宫颈 HPV16 型阳性,液基薄层细胞学检查(TCT)无异常。平素月经规律,二便调。刻下症见：恶寒,易外感,小腹恶寒,无接触性出血,无分泌物异常,纳眠可,二便调。舌脉：舌暗红,苔白腻,脉沉。

西医诊断：外阴尖锐湿疣,HPV 感染。

中医诊断：千日疮,气虚湿阻证。

治则：补气温阳,祛湿解毒。

方药:黄芪 30 g,海金沙 10 g,女贞子 10 g,鸡血藤 10 g,小茴香 4 g,乌药 10 g,制吴茱萸 3 g,白花蛇舌草 15 g,败酱草 10 g,马鞭草 10 g,萹蓄 10 g,醋三棱 10 g,醋莪术 10 g,急性子 5 g,柴胡 10 g,醋香附 10 g,垂盆草 10 g,蒲公英 10 g,薏苡仁 30 g,土茯苓 15 g。

连服 14 剂,每日 1 剂,水煎服 400 ml,早晚食后温服。

二诊:2023 年 8 月 14 日。

服药 1 个月后肛门疣体脱落,外阴瘙痒改善,小腹仍恶寒,腰痛怕冷。舌脉同前。前方加拳参 9 g,此方加减应用 1 月。

三诊:2023 年 9 月 14 日。

疣体未再复发,诸症缓解。前方去乌药、萹蓄、急性子,加板蓝根 10 g,白术 15 g,木贼 10 g。加减应用 1 个月后复查 HPV 转阴。


病案 2:贾某,男,36 岁。初诊:2019 年 3 月 1 日。

主诉:会阴部及肛门发现疣体 1 月。

病史:1 月前发现会阴部及肛门疣体,伴瘙痒难忍,外院皮肤科确诊:尖锐湿疣,建议物理治疗,患者拒绝,要求中药治疗,纳眠尚可,二便调。舌脉:舌淡红,苔薄白,脉弦。

西医诊断:尖锐湿疣。

中医诊断:千日疮,气虚湿毒证。

治则:补气温阳,祛湿解毒。

方药:黄芪 30 g,女贞子 10 g,鸡血藤 10 g,板蓝根 30 g,乌梅 15 g,皂角刺 8 g,白芷 10 g,制吴茱萸 5 g,百部 10 g,急性子 5 g,全蝎 4 g,蜈蚣 3 g,茵陈 15 g。

连服 14 剂,每日 1 剂,水煎服 400 ml,早晚食后温服。

二诊:2019 年 4 月 26 日。

疣体半数脱落,瘙痒改善,舌脉同前。原方减乌梅、白芷、百部、急性子、全蝎、茵陈,加生甘草 10 g,重楼 8 g,垂盆草 30 g,半枝莲 10 g,炒鸡内金 30 g,制何首乌 10 g。连服 14 剂,每日 1 剂,水煎服 400 ml,早晚食后温服。

三诊:2019 年 5 月 10 日。

疣体基本消失,诸症缓解,前方加马鞭草 10 g,冬瓜子 10 g。连服 14 剂,每日 1 剂,水煎服 400 ml,早晚食后温服。

四诊:2019 年 6 月 6 日。

疣体完全脱落。病情平稳。前方去制何首乌、马鞭草,加细辛 3 g,全蝎 4 g,连服 14 剂巩固疗效。该病例的治疗我们应用取象比类思维,采用全蝎、蜈蚣以虫攻坚。后随访尖锐湿疣完全治愈,配合生活方式调护,未再复发。


病案 3:田某某,女,33 岁。初诊:2020 年 5 月 17 日。

主诉:发现宫颈高危型 HPV 感染 1 年余。

病史:1 年前体检发现宫颈高危型 HPV 感染阳性,定期复查,HPV 感染持续存在,1 月前复查宫颈 HPV 发现高危型 HPV 阳性,外阴可见疣体,TCT 无异常,要求中药干预。平素尿频,易疲乏,纳眠尚可,大便调。平素月经规律。

舌脉:舌暗红,苔薄白,脉弦细。

西医诊断:宫颈 HPV 感染伴外阴湿疣。

中医诊断:千日疮,脾虚湿阻证。

治则:补气温阳,祛湿解毒。

方药:黄芪 30 g,女贞子 10 g,鸡血藤 10 g,盐小茴香 6 g,制吴茱萸 4 g,肉桂 4 g,乌药 10 g,败酱草 10 g,凤尾草 10 g,炒白术 10 g,茯苓 10 g,急性子 5 g,三棱 10 g,瞿麦 10 g。

连服 14 剂,每日 1 剂,分两次服。

二诊:2020 年 6 月 1 日。

疣体脱落,疲乏改善,尿频改善,经前乳房胀痛,舌脉同前。前方去瞿麦,加白花蛇舌草 10 g,柴胡 10 g,青皮 8 g。连服 14 剂,每日 1 剂,早晚食后温服。

三诊:2020 年 6 月 15 日。

患者仍有经前乳胀,面色红润,无尿频。舌脉同前。前方加凌霄花 10 g。连服 14 剂,每日 1 剂,分两次服。

四诊:2020 年 6 月 29 日。

诸症改善,前方减青皮,加白芷 10 g。连服 14 剂,每日 1 剂,分两次服。后电话随访,患者用药 1 个半月后于外院检查宫颈 HPV 已转阴。

# 五、体会

宫颈 HPV 感染、尖锐湿疣及宫颈癌前病变是我科的优势病种。从临床上千例的病例治疗中,我们总结发现此类病气虚夹湿居多,立法以益气扶正、温阳化浊解毒为主。按照治则治法我们选用黄芪、女贞子、鸡血藤、炒白术、白花蛇舌草、半边莲等药。宫颈癌前病变者加皂角刺 6 g,三棱 10 g,有疣体者加急性子、乌药、三棱、莪术等化瘀消癥。每日 1 剂,早晚分温服,1 个月为 1 个疗程,服用 1~3 个疗程。治疗过程中要注意生活调摄,简言概括之"温情宜居",规律起居、保证充足营养和睡眠,适量运动,如散步、打八段锦、打太极等。保证食物多样化,多吃新鲜蔬菜、水果、大豆,避免食用寒凉及辛辣刺激性食物、油炸食物。注意精神调养,正确对待疾病,保持心情舒畅,避免忧思焦虑,防止情志内伤。三棱、莪术为一对药,散积聚癥瘕,善破老血,软疮疡痈肿坚硬。《玉楸药解》曰:"急性子味苦,性温,入足少阴肾经。软坚化骨,消癖落牙。"急性子其性最急,尖锐湿疣者加急性子可迅速消除疣体。皂角刺辛温,取象比类,刺破肿物,可引诸药达痈疽溃处。乌药、小茴香辛温助阳,阳之所至,阴寒自退。黄芪、女贞子、鸡血藤扶助正气兼养血活血。

(孙俊建 顾景辉)

# 第四节　皮肤淀粉样变

## 一、西医对本病的认识

淀粉样变是指淀粉样物质沉积于组织或器官导致的疾病,实际与淀粉无关。一般认为本病属于常染色体显性遗传,或与代谢障碍有关。因累及的器官不同,而分为系统性或皮肤淀粉样变,两种类型有原发性及继发性之分。皮肤淀粉样变是指淀粉样蛋白仅沉积于正常皮肤内,内腔不受累,在我国常见。根据皮损特点分为以下几种。①苔藓样淀粉样变:多见于中年,皮损多呈对称分布在两小腿胫前,其次在臂外侧、腰、背和大腿。典型损害为半球形、圆锥形的丘疹,质硬,显棕色、褐色或似正常肤色,有少许鳞屑、表面粗糙。小腿和上背部皮疹沿皮纹呈念珠状排列,具特征性。患者自觉瘙痒剧烈,长期搔抓,丘疹融合成苔藓样变。②斑状淀粉样变:多见于中年以上,好发于背部肩胛间区,亦可累及躯干及四肢,皮疹为褐色或紫褐色色素沉着斑,由点状色素斑聚合而成,呈网状或波纹型,皮疹一般不太痒。③结节型皮肤淀粉样变:也称淀粉样瘤,本型罕见,是单发或多发黄色或皮肤色结节,位于头、面、躯干和四肢,患者自觉瘙痒。④皮肤异色病样淀粉样变:本病属常染色体隐性遗传,多在 20 岁前发病,男性多见,好发于背、腰、耳后或分布全身,除苔藓样丘疹外,有皮肤萎缩、毛细血管扩张、网状色素异常等病症,多在春夏季出现水疱或血疱,可有掌跖角化,常伴光过敏和身材矮小。偶有成年发病。⑤结节萎缩型:特点为结节表面皮肤萎缩,有柔软感。有的发生于老年人的肛门、骶骨部,呈现为以肛门为中心伴放射状褐色斑片,有痒感。目前西药治疗主要在于对症,目前尚无办法使皮疹消退,可以外用维 A 酸类药物、皮质类固醇激素等西药。原发性皮肤淀粉样变是一种慢性代谢障碍性疾病,表现为淀粉样蛋白物质沉积于既往正常的皮肤。西医学目前对本病的发病原因尚不明确,可能与遗传因素、环境因素、Epstein-Barr 病毒感染、外伤摩擦等有关,目前主要的治疗方法有口服抗组胺、糖皮质激素类药物,点阵激光或脉冲染料激光等,均疗效欠佳且有较多不良反应。由于病程长且治疗较为困难,本病对患者的心理健康及生活质量均产生严重的影响。

## 二、中医对本病的认识

皮肤淀粉样变,中医学称之为"荔壳风",属"顽癣""松皮癣"的范畴。根据皮损特点可分为不同的类型,以苔藓状淀粉样变和斑状淀粉样变最为常见。临床可见皮肤上融合为网状、波纹状的色素斑,或半球形的密集不融合的丘疹,表面常有鳞屑和抓痕,可伴剧烈瘙痒感。明代陈实功《外科正宗·顽癣第七十六》:"顽癣乃风、热、湿、虫四者为患……总皆血燥风毒克于脾、肺二经。"指出本病的主要病机为风湿热外邪或内生湿热侵袭人体,结聚于体内,一方面使气血不行,凝滞于肌肤;另一方面,湿热久蕴,化燥伤阴,阴血不足,使肌肤失于滋润濡养。现代中医认为,原发性皮肤淀粉样变总因风湿结聚、瘀血阻络、阴血亏虚所致,患者或因脾运失健,内生湿热,复外感风热之邪,结聚于人体,使气血运行失调,凝滞于肌肤;或因痰湿郁久化热,熬伤阴津,血虚失养。

## 三、工作室对本病的认识

皮肤淀粉样变皮损常伴剧烈瘙痒,对患者的心理健康及生活质量产生严重的影响。风盛则痒,《黄帝内经》:"风者,百病之长也。"《医宗金鉴·癣》:"风热湿邪,侵袭皮肤,郁久风盛,则化为虫,是以搔痒之无休也。"风为百病之长,常与其他邪气合而伤人;风善行而数变,往来游走于皮肤之间,时时扰乱腠理,发为剧烈瘙痒,即《灵枢·刺节真邪篇》所说的:"腠理开,毫毛摇,气往来行,则为痒。"且《释名·释疾病》言"痒……气在皮中,欲得发扬,使人搔发之而扬出也",风合湿热虫等外邪侵袭,扰乱玄府的正常功能,致气血失和,气滞血凝,邪欲外扬而作痒。朱震亨《丹溪治法心要·痛风》:"诸痒为虚,盖血不荣肌腠,所以痒也。"清代名医叶天士倡导"久病入络"之说,提倡通络治法。叶氏认为"经主气,络主血""初则气结在经,久则血伤入络",络脉阻闭,瘀更深一层,是许多疾病久治不愈之由。清代医家唐宗海《血证论》卷二记载:"一切不治之症,总由不善祛瘀之故,凡治血者,必先以祛瘀为要。"在许多难治性、顽固性的皮肤病中也常常出现血瘀证,辨证论治,异病同治,采用活血化瘀法常能达到很好的临床疗效,临床上我们应用活血化瘀法治疗多种血瘀证难治性皮肤病,取得较好的临床效果。

## 四、验案举例

徐某某,女,71岁,初诊:2022年5月13日。

主诉:躯干、四肢出现散在皮疹伴色素减退斑7年,伴皮肤瘙痒半年。

病史:患者7年前躯干、四肢出现散在皮疹伴色素减退斑,未治疗。半年前无明显诱因出现躯干、四肢皮肤瘙痒,四肢伴紫褐色色素沉着斑,外院西医确诊:皮肤淀粉样变,给予外用维A酸乳膏,未见缓解,反复发作,纳眠可,二便调。舌脉:舌暗红,苔白,脉细涩。

西医诊断:皮肤淀粉样变。

中医诊断:顽癣,血虚兼夹证。

治则:调和气血润燥。

方药:秦艽10 g,盐蒺藜10 g,首乌藤15 g,当归尾10 g,炒僵蚕10 g,酒蛇蜕5 g,鸡血藤10 g,桃仁10 g,防风10 g,赤芍10 g,地黄10 g,薏苡仁10 g,车前草10 g。

连服14剂,每日1剂,水煎服400 ml,早晚食后温服。

二诊:2022年5月27日。

右下肢皮损粗糙色暗、痒,大便不成形,舌脉同前。本次就诊辨证为血虚夹瘀证。

方药:青风藤10 g,海风藤10 g,鸡血藤10 g,路路通10 g,首乌藤15 g,秦艽8 g,皂角刺6 g,当归6 g,白鲜皮10 g,炒蒺藜9 g,蛇蜕5 g,白芍10 g。

连服14剂,每日1剂,水煎服400 ml,早晚食后温服。

三诊:2022年6月12日。

目前诸症缓解,瘙痒明显减轻,病情平稳。前方基础上加三棱10 g,7剂,每日1剂,水煎服400 ml,早晚食后温服。

四诊:2022年6月18日。

皮损明显改善,目前处于血虚失养阶段,前方去三棱、皂角刺,加苦参10 g,另外加大养血活血及健脾利水之品用量,加大当归用量至10 g,加茯苓10 g,柏子仁20 g。连服14剂,每日1剂,水煎服400 ml,早晚食后温服。

五诊:2022 年 7 月 2 日。

皮损消失,伴眼睛干涩。前方基础上加滋阴养血之品,加女贞子 10 g,石斛 10 g,天花粉 10 g,泽兰 10 g。连服 14 剂,每日 1 剂,水煎服 400 ml,早晚食后温服。

六诊:2022 年 7 月 22 日。

患者自诉抄方应用五诊方药三周,目前病情平稳,眼干缓解。前方基础上适当加入杜仲 10 g,细辛 3 g,丹参 10 g,白芍 10 g。连服 14 剂,每日 1 剂,水煎服 400 ml,早晚食后温服。

皮肤淀粉样变属于难治性皮肤病,久病入络,用药时适当加入活血化瘀之药,往往取效明显,使用活血化瘀法治疗时间较长,在血瘀化去之后,适当滋阴养血、调和阴阳,坚持疗程也是取得临床疗效的关键。

## 五、体会

血瘀证,又称瘀血证,是中医学特有的病理学概念,是指体内血液停滞(包括积存于体内的离经之血)或血运不畅,形成瘀血,瘀血阻滞于脏腑经络等而引起的病变。许多疑难杂症、重症、难治性、顽固性疾病的病理过程中都可能出现血瘀证,采用活血化瘀法可能产生较好的治疗效果。我们最初治疗过一例皮肤淀粉样变的患者,患者伴有冠心病,在西医院行心脏支架术后效果不佳,后行心脏搭桥术后,心脏供血足,皮肤淀粉样变的疾病也自然好转,通过这个病例,我们亲身体会到心血充盈,则血脉充盛,血荣于肤。因此治疗皮肤淀粉样变,我们在祛风止痒的同时适当加入皂角刺、三棱等化瘀活血养血之药,化瘀之后再给予养阴血治疗,气血充盈于外,皮肤淀粉样变自然消退。

（孙俊建　顾景辉）

# 第五节　乳腺结节

## 一、西医对本病的认识

乳腺结节,是指乳腺组织导管和乳小叶在结构上发生了病变,最主要的原因是内分泌激素失调,一般包括乳腺增生、乳腺纤维瘤、浆细胞性乳腺炎、乳腺癌等。乳腺结节患者一般会在乳房一侧或双侧发现有肿块。西医认为婚育、膳食、环境和遗传因素都是乳腺发病的主要原因。工作过度劳累、性生活不和谐、生活环境的变迁等因素,容易造成体内激素失衡,导致乳腺结节疾病。该病症状主要以乳房周期性疼痛为特征。起初为弥漫性胀痛,触痛以乳房外上侧及中上部明显,每月月经前疼痛加剧,行经后疼痛减退或消失。严重者经前、经后均呈持续性疼痛。有时疼痛向腋部、肩背部、上肢等处放射。患者往往自述乳房内有肿块,而临床检查时却仅触及增厚的乳腺腺体。

## 二、中医对本病的认识

乳腺结节属中医"乳核""乳癖""乳痰""乳岩"范畴,其病位在乳,与脾、胃、肝、肾关系密切。临床症状表现为乳房单侧或双侧分布单个或多个大小不等的结块,多伴随乳房肿痛、胀痛或刺痛,或伴有乳头溢液、皮肤瘙痒等症状,其结块和疼痛或因喜怒消长,或随月经来潮加重,或仅见乳房结块而无其他兼症。对于本病的病机认识,《黄帝内经》中记述甚少。"从肝论治乳腺病",大多医家认为乳腺病多因肝郁而生,肝气郁结是其发病的关键病机,临证治疗秉持以肝为枢,疏通调补的原则。叶天士曾在《临证指南医案》提出"女子以肝为先天"的学术思想,认为肝藏血,主疏泄,具有贮藏血液和疏通、调畅全身气机的功能。高秉钧在《疡科心得集》所云:"肝气有所不舒,胃见木之郁,惟恐来克,伏而不扬,气不敢舒,肝气不舒,而肿硬之形成。"肝为刚脏,其性升发,喜调达,恶抑郁。若患者长期情志不遂,忧郁愤怒,导致肝气郁结,乳络阻滞,长此以往,气血凝聚,以致乳内成核。此外,朱丹溪在《丹溪心法》中认为"凡人身上、中、下有块者,多为痰",提出积聚、痞块皆由痰浊郁滞而生。若患者肝郁持续不解,伤及脾胃,导致运化失司,水湿不运,痰浊积聚;或肝气郁结化火,火灼津为痰,痰浊凝结乳络,日久也能成核。气滞、痰浊、瘀血是乳腺结节进程中的主要致病因素和病理环节。

## 三、工作室对本病的认识

乳腺结节的主要病机为气、痰、瘀、毒四邪之间相互兼杂胶结,聚而成核,治疗上从征、证、症三个层面辨识论治,即将西医的疾病诊断与中医的辨病、辨证相结合,把握病因病机,针对性给药。整个治疗过程贯彻"疏、通、消、调、补"的治疗原则,为临床治疗提供新思路。《金匮要略心典》曰"毒者,邪气蕴蓄不解之谓",认为邪气亢盛或在机体长期蓄积即可发为毒邪。当正气不足以抵抗毒邪时,则形成癌毒,潜伏于人体脏腑至虚之处,伏而不觉,发时始显。毒邪进入机体,阻滞气血津液正常运行,津液停滞为痰,血停为瘀,而痰、瘀等病理产物在体内蓄积日久又可酿生癌毒。癌毒、痰、瘀相互胶结,互为因果,形成恶性循环,日久形成瘤块。

## 四、验案举例

张某,女,45 岁。初诊:2023 年 6 月 9 日。

主诉:右乳外上方疼痛伴肿块 1 个月余。

现病史:1 个多月前右乳外上方突然出现隐痛,时轻时重,偶有刺痛,期间未予重视治疗,近日疼痛加重。刻下症见:夜眠多梦,胸胁胀闷,本次月经(LMP):2023-5-27,伴有痛经,月经兼有血块,舌暗红,苔薄白,脉弦细。查体:右乳 9 点钟方向触及一枚黄豆大肿块,表面光滑,边界清楚,推之活动,压痛(一)。乳腺彩超示:右乳 9 点钟距乳头 3.4 cm 处有 7.9 mm×5.8mm 低回声结节,边界清晰,BI-RADS 3 级。

西医诊断:乳腺结节。

中医诊断:乳核,冲任不和证。

治则:调理冲任,活血止痛。

方药:柴胡 12 g,郁金 12 g,醋延胡索 12 g,浙贝 20 g,煅瓦楞子 20 g,蒲公英 20 g,莪术 10 g,三棱 10 g,牛膝 9 g,煅牡蛎 30 g,夏枯草 15 g,丝瓜络 30 g,橘核 10 g,橘络 10 g,夜交藤 30 g,甘草 5 g,大枣 5 枚。

连服 7 剂,每日 1 剂,水煎服 400 ml,早晚食后温服。

二诊:2023 年 6 月 19 日。

患者诉服用 6 剂后乳痛明显减轻,睡眠改善,眠中无梦,舌质红,苔薄白,脉弦。原方夜交藤减至 15 g,加川楝子 10 g,14 剂,煎服方法同上。

三诊:2023 年 7 月 10 日。

患者诉服药后乳痛未再发生,睡眠可,经期未再出现痛经,但近日时有乏力,大便 2～3 次/天,呈糊状,舌淡红,有齿印,苔薄,脉濡弱。予二诊方去延胡索、川楝子、夜交藤,加党参 15 g,炒白术 20 g,14 剂,煎服方法同上。

四诊:2023 年 7 月 24 日。

乏力好转,大便正常,期间乳痛未再发作。查右乳未触及结节,压痛(一)。彩超检查示:右乳 9 点钟方向低回声结节消失。嘱患者 3～6 个月定期复查乳腺 B 超,如有不适门诊随诊。

按:本案患者为 45 岁更年期女性,症见夜眠多梦,胸胁胀闷,伴有痛经,月经兼有血块,舌暗红,苔薄白,脉弦细,此为冲任不和,气血瘀滞之象,故治疗以调理冲任、活血止痛为法。《素问·上古天真论》有言:"女子……七七任脉虚,太冲脉衰少,天癸竭。"故而肝肾不足,冲任虚衰,再加上患者长期情志抑郁,肝气不疏,导致气血不畅,乳脉阻塞,乳房产生结块、疼痛。方中柴胡、郁金二者辛散,能疏肝解郁,调畅胸府气滞。此外,患者夜寐不安,眠中多梦,说明患者肝肾不足,已耗伤肝血,故方中加入大枣、夜交藤用以滋养肝血,宁心安神。本案患者,气血胶结为其主因,故方中加入莪术、三棱,破血行气,消积止痛。二诊,患者服药后疼痛减轻,睡眠改善,原方减少夜交藤用量,加入川楝子 10 g 以理气止痛,巩固前方止痛之效。三诊,患者时有乏力,大便质稀,此为病损日久伤及脾胃所致,故方中加入党参、炒白术健脾益气,培固脾土。

## 五、体会

乳腺结节患者多表现为情志抑郁或心烦易怒,多于生气前后出现两乳发胀,并有增大感,同时兼有胸胁胀痛、喜叹息、月经周期紊乱,口苦口干,脉弦滑等,治以疏肝解郁,散结止痛。中医临床上遵循"从肝论治乳腺病"的原则,临证关键用药为柴胡、郁金,二者辛散,能疏肝解郁,调畅胸府气滞。一般常用药物有柴胡、郁金、白芍、法半夏、青皮等;柴胡、郁金、香附理气调畅气机;白芍其性酸敛,养血柔肝;四者相合,气中有血,散中有收,共调乳部气血;同时佐以法半夏、青皮,升降相因,化痰散结,行气消癥。乳房似橘形,采用取象比类的方法应用橘核、橘络治疗乳腺结节,可理气散结。

(孙俊建)

# 第六节　湿疹

## 一、西医对本病的认识

湿疹是一种常见的由多种内外因素引起的表皮及真皮浅层的炎症性皮肤病,其特点为自觉剧烈瘙痒,皮损具有多形性、对称分布、有渗出倾向等特点,慢性病程,易反复发作。根据皮损特点可分为急性、亚急性和慢性湿疹。三者并无明显界限,可以相互转变。急性湿疹表现为自觉剧烈瘙痒,皮损表现为多形性、红斑、丘疹、丘疱疹或水疱密集成片,易渗出,分界不清,周围散在小丘疹、丘疱疹,常伴糜烂、结痂,如继发感染,可出现脓包或浓痂。处理适当则炎症减轻,皮损可在 2~3 周后消退,但常反复发作并可转为亚急性或慢性湿疹。亚急性湿疹表现为急性湿疹炎症减轻后的症状,仍有剧烈瘙痒,皮损以丘疹、结痂和鳞屑为主,可见少量丘疱疹,轻度糜烂,治疗恰当数周内可痊愈,处理不当,则可急性发作或转为慢性湿疹。慢性湿疹常因急性、亚急性湿疹反复发作不愈而转为慢性湿疹,亦可开始不明显,因经常搔抓、摩擦或其他刺激,以致发病开始时即为慢性湿疹,其表现为患处皮肤浸润肥厚,表面粗糙,呈暗红色或伴色素沉着,皮损多为局限性斑块,常见于手足、小腿、肘窝、乳房、外阴、肛门等处,边缘清楚。慢性病程,可长达数月或数年,也可因刺激而急性发作。湿疹的产生由遗传因素、环境因素、感染因素、饮食因素、药物因素引起,尚可由苦闷、疲劳、忧虑、紧张、情绪激动、失眠等神经精神因素及日光、紫外线、寒冷、潮湿、干燥、摩擦等气候、物理因素所引起。

## 二、中医对本病的认识

中医文献中记载的"浸淫疮""旋耳疮""绣球风""四弯风""奶癣"等类似西医学的急性湿疹、耳周湿疹、阴囊湿疹、异位性皮炎及婴儿湿疹等。近年来，湿疹的发病呈上升趋势，这可能与气候环境变化，大量化学制品在生活中的应用，精神紧张，生活节奏加快，饮食结构改变等相关。目前普遍认为"浸淫疮"即西医的全身泛发性急性湿疹，这是古代中医对于湿疹最早的记载。"浸淫"最早可以追溯到先秦时期的《黄帝内经》。《素问·玉机真藏论篇》："夏脉太过与不及，其病皆何如？岐伯曰：太过则令人身热而肤痛，为浸淫。"《素问·气交变论篇》："岁火太过……，甚则胸中痛，胁支满，胁痛，膺背肩胛间痛，两臂内痛，身热肤痛而为浸淫。"《黄帝内经》则最早认为湿疹的主要原因是心火太过。汉代张仲景的《金匮要略·疮痈肠痈浸淫病脉证并治》："浸淫疮，从口起流向四肢者可治，从四肢流来入口者不可治……浸淫疮，黄连粉主之。"由此可见张仲景认为浸淫疮是由于湿热所致，黄连归心肝经，则可以清心火，张仲景认为湿疹不仅与心火太过有关，而且还与外因湿热有关。这就对湿疹病因病机的认识更进了一步。清代《外科大成》则认为阴部湿疹是因为肾虚风热所致，曰："阴湿疮，生阴毛之际，如疥如癣，瘙痒难忍，由肾虚风热所致。"同样也认为婴儿湿疹与父母的饮食遗传有关，其中论述道："敛疮由母受胎之日，食酸辣海味太过，多生此疮。"另有记载道："肾囊风者，阴囊作痒，甚则疙瘩顽麻，破流脂水，由肝经风湿所致，宜龙胆泻肝汤、柴胡胜湿汤、蒜豉丸服之，蛇床子汤熏洗之。"

## 三、工作室对本病的认识

湿疹是一种慢性皮肤病。本病由于肝、脾二经湿热，外受风邪，郁于皮肤，袭于皮肤，郁于肺经，致全身各处发病而成。疹是所有疾病里面一种最难治疗的疾病，很多人的湿疹通过使用中医药的方式可被治愈或得到控制，但是也有人的湿疹在治疗的过程中反复发作。有的人湿疹发作的过程比较久。应该是湿疹的类型、得病的时间、用药的情况都各有不同导致。湿疹根本在于正气不足，有的先天肾气不足，有的后天脾胃失养，总之在治疗湿疹时一定要注意顾护正气。

## 四、验案举例

徐某某，男，36 岁，初诊：2023 年 3 月 4 日。

主诉：反复双上肢皮肤瘙痒伴皮疹半年。

现病史：患者半年前无明显诱因出现上肢皮肤瘙痒，随之皮疹出现，反复发作，平素饮食不规律，常食肥甘厚味，大便溏泄，纳差，眠尚可。舌脉：舌暗红，苔白，脉涩。

西医诊断：湿疹。

中医诊断：浸淫疮，脾虚湿阻证。

治则：健脾利湿。

方药：炒白术 10 g，茯苓 10 g，炒白扁豆 10 g，陈皮 8 g，薏苡仁 10 g，白鲜皮 10 g，炒蒺藜 9 g，防风 8 g。

连服 7 剂，每日 1 剂，水煎服 400 ml，早晚食后温服。

二诊：2023 年 3 月 12 日。

上肢瘙痒缓解，皮疹消退，大便正常，小便调，食饮改善，舌脉同前。

后方在前方基础上，加减变化应用 2 周，后随访患者已痊愈，至今湿疹未再复发。

# 五、体会

近九成的湿疹患者多伴有脾虚，或有脾虚寒湿，或是脾虚湿热。从中医角度解释，慢性湿疹患者之所以容易复发，是因为脾虚导致代谢后身体的水液不能正常排出体外，易溢于皮肤而引发湿疹。正常情况下，人体内的湿邪通过脾的运化功能排出体外，如果脾胃功能虚弱，对湿邪的运化和排泄能力也会随之下降，长此以往，不易排出的湿邪就可能会诱发湿疹。另外，长时期处于愤怒、恐惧、忧伤等不良情绪下，可导致生理功能紊乱，出现皮肤问题。在慢性湿疹的整个治疗过程中，患者会不可避免地摄入大量药物，而很多药物本身对脾胃是有损伤的，这会在一定程度上造成患者脾虚，从而导致病情难愈。所以在治疗湿疹过程中，除了药物治疗，也要注意调理脾胃。湿疹的中医治疗重在辨证，一般都在脾虚的基础上或湿蕴皮肤，或湿郁化热，一般在治疗湿疹引起的瘙痒时，适当加入少许祛风药或活血药，可达到事半功倍的效果，"风能胜湿""治风先治血，血行风自灭"，防风及蒺藜是该病例的画龙点睛之处。对于长期湿疹反复发作的人群，适当加入当归、鸡血藤等养血、活血之品，效果更佳。

（孙俊建）

# 第七节　荨麻疹

## 一、西医对本病的认识

荨麻疹是由于皮肤、黏膜小血管扩张及渗透性增加，出现的一种暂时性、局限性水肿反应，表现为大小不等的风团伴明显瘙痒。急性荨麻疹多突然发病，自觉皮肤瘙痒，出现形态、大小不一的风团，持续数分钟至数小时消退，一般不超过 24 小时。皮疹可反复发生，此起彼伏。病情严重者可伴有心慌、血压降低等过敏性休克症状；胃肠道黏膜受累时可出现恶心、呕吐、腹痛和腹泻等症状；累及喉头、支气管时，可出现呼吸困难甚至窒息；感染引起荨麻疹者可出现寒战、高热等全身中毒症状。《中国荨麻疹诊疗指南（2022 版）》推荐的一线治疗方案为常规剂量的非镇静抗组胺药，但多数患者停药后症状反复，影响生活质量。皮损反复发作每周至少两次并连续超过 6 周以上者称为慢性荨麻疹。风团时多时少，反复发生，常达数月或数年之久，全身症状较轻。

## 二、中医对本病的认识

慢性荨麻疹属中医学"瘾疹"范畴，中医古代文献又称"风瘩㾦""风疹块""风疹"等。本病病因病机复杂，追根溯源，不离"风邪""表虚""表郁"三因。本病总因禀赋不耐，人体对某些物质过敏所致。可因卫外不固，风寒、风热之邪客于肌表；或因肠胃湿热郁于肌肤；或因气血不足，虚风内生；或因情志内伤，冲任不调，肝肾不足，而致风邪搏结于肌肤而发病。《医宗金鉴·外科心法要诀》云:"此证俗名鬼饭疙瘩,由汗出受风,或露卧乘凉,风邪多中表虚之人。初起皮肤作痒,次发扁疙瘩,形如豆瓣,堆累成片,日痒甚者,宜服秦艽牛蒡汤,夜痒重者,宜当归饮子服之。"

## 三、工作室对本病的认识

荨麻疹发病多因先天禀赋不足、卫外不固、风邪乘虚侵袭所致,病机因素涉及风邪、热邪、湿邪、气虚、血虚。而中医治疗强调辨证论治,指出"无风无湿不痒",故风邪贯穿始终,而祛风力度的把握非常重要,若祛风过度或发疹满身;若祛风不力,又缠绵不愈。所以祛风药物的选择非常关键。

## 四、验案举例

病案 1:郑某,女,33 岁。初诊:2021 年 10 月 17 日。

主诉:上肢反复风团样皮损半年,加重 2 天。

病史:患者半年前自觉受风后出现上肢皮肤瘙痒,后出现形态、大小不一的风团,抓挠后瘙痒未减轻,反复发作。2 天前双上肢再次出现风疹团,伴瘙痒不止,故今日就诊。纳可,睡眠欠安,二便调。舌脉:舌淡红,苔白,脉沉弦细。

西医诊断:荨麻疹。

中医诊断:瘾疹,风邪证。

治则:疏风止痒,调和阴阳。

方药:银柴胡 10 g,防风 10 g,首乌藤 15 g,秦艽 10 g,桂枝 10 g,合欢皮 10 g,徐长卿 10 g,青风藤 10 g,盐蒺藜 10 g。

连服 7 剂,每日 1 剂,水煎服 400 ml,早晚食后温服。

二诊:2021 年 10 月 24 日。

反复风疹团皮损明显改善,眠欠安,舌脉同前。前方加茯苓10 g,连服 7 剂,每日 1 剂,水煎服 400 ml,早晚食后温服。

三诊:2021 年 11 月 3 日。

风疹团完全消失,睡眠改善。后电话随访至今荨麻疹未再复发。

病案 2:代某某,男,80 岁。初诊:2023 年 4 月 10 日。

主诉:全身皮肤瘙痒疼痛 2 月余。

病史:患者 2 月前不明原因出现全身皮肤瘙痒,继而皮肤出现风团皮疹,伴疼痛,下肢尤甚,下肢皮肤散在斑丘疹,情绪烦躁不宁,眠可,纳可,二便调。西医给予抗组胺药治疗无效,外院确诊:荨麻疹性血管炎。今日来我院就诊,要求中医治疗。舌脉:舌暗,苔薄白,脉沉细。

西医诊断:荨麻疹性血管炎。

中医诊断:瘾疹,风湿蕴结证。

治则:祛风凉血、祛湿解毒。

方药:秦艽 10 g,首乌藤 15 g,防风 10 g,青风藤 10 g,海风藤 10 g,盐蒺藜 10 g,白鲜皮 10 g,络石藤 10 g。

连服 3 剂,每日 1 剂,水煎服 400 ml,早晚食后温服。

二诊:2023 年 4 月 13 日。

患者自诉口服上方 3 剂后,皮肤疼痛消失,瘙痒减轻,上方基础上加地黄 10 g。连服 3 剂,服法同前。

三诊:2023 年 4 月 25 日。

全身皮肤风团皮疹消失,下肢皮肤斑丘疹消失,无全身瘙痒,无疼痛,情绪好转,眠可,纳可,二便调,前方继续口服 5 剂,后未再复发。

按：以上两个病例均用药三剂即明显改善症状。正所谓药直达病所，两个病例用药相似又不完全相同，在西医学诊断中，荨麻疹与荨麻疹性血管炎是需要鉴别诊断的两种疾病，但在中医治疗中，我们异病同治，收效良好，关键在于抓住该病的病机以及结合患者体质因人制宜。

## 五、体会

治疗荨麻疹的药物多具有祛风除湿止痒等功效。因此，临床用药时需将清利湿热、益气固表相结合，同时配合饮食禁忌、环境卫生、心情调摄、健康规律的作息和锻炼，对该病的治疗可起到一定的作用。值得注意的是，治疗荨麻疹的过程中，重点要抓住治疗该病的关键用药银柴胡、桂枝及蒺藜等。银柴胡清热凉血，入阴分，防风、秦艽祛风止痒，舒经络，桂枝调和阴阳。《名医别录》曰"刺蒺藜主治身体风痒……止烦，下气"，蒺藜疏肝祛风，现代药理也研究发现刺蒺藜有抗过敏、治疗皮肤病的作用。首乌藤养血活血，入血分通经络，治疗血虚身痛、风疹瘙痒、肌肤麻木。诸药合用疏风止痒而不伤正。在荨麻疹性血管炎的治疗上，我们在辨证治疗的同时辨病治疗，除了一般荨麻疹的常用治疗药物外，加入青风藤、海风藤、络石藤，应用药物的取象比类，藤类善攀缘，生长在较阴湿的地方，祛风凉血通络。在最初治疗荨麻疹的过程中，我们应用秦艽、银柴胡、防风效果尚可，但有限，随后考虑到秦艽、银柴胡、防风之类或是偏于阴寒或是偏于外向，故用药时加入桂枝属阳的药物后疗效大显，顿悟治疗疾病总不离阴阳平衡。虽然中药不离辨证施治，但在荨麻疹这一疾病的治疗中，我们也发现了一定的辨病用药规律,治疗荨麻疹最关键的药物即秦艽、银柴胡、蒺藜。银柴胡可入阴分清热凉血;秦艽生于山区草地、溪旁两侧、路边坡地、灌丛中,《神农本草经》曰:"故主寒热邪气,寒湿风痹,肢节痛,下水,利小便。"祛风止痒效果好;蒺藜疏肝祛风,治身体风痒,燥涩顽痹。

(孙俊建 顾景辉)

# 第八节 紫 癜

## 一、西医对本病的认识

紫癜,是指红细胞自血管内向皮肤、结缔组织或黏膜渗出引起瘀点的出血性疾病。其特点是表皮颜色改变,可变为紫红色或棕红色。根据面积大小,紫癜可分为瘀点、瘀斑和血肿。紫癜不同于红斑狼疮,给予压力后紫癜不变色,原因为紫癜是红细胞的外渗而不是毛细血管的扩张。紫癜症状的起因有如下几点:

(1)血管壁结构和功能异常。①遗传性:遗传性出血性毛细血管扩张症或皮肤弹力过度症。②获得性:感染性因素(肾综合征出血热、亚急性感染性心内膜炎、败血症)、免疫因素(过敏性紫癜)、化学因素、生物因素、代谢因素(维生素 C 缺乏病、类固醇紫癜、老年性紫癜等)、机械性紫癜。

(2)血小板数量或功能的异常。①血小板减少:血小板生成减少(无巨核细胞性血小板减少性紫癜、再生障碍性贫血、化疗后骨髓抑制、肿瘤浸润、周期性血小板减少等)或血小板破坏或消耗过多[特发性血小板减少性紫癜、输血后紫癜、弥散性血管内凝血(DIC)、血栓性血小板减少性紫癜等]、血小板分布异常(脾功能亢进、低温麻醉等)。②血小板增多。③血小板功能缺陷。

(3)凝血异常:凝血因子缺乏或异常、纤维蛋白(原)溶解亢进或血循环抗凝物质凝血疾病。

(4)综合因素:临床可以由多种综合因素引起出血,如 DIC。其临床特点表现除有引起 DIC 的原发病特点外,可有多部位重度出血,严重者叮因颅内出血死亡。治疗主要以止血、输血、补充铁剂、消除致病因素、免疫抑制剂、糖皮质激素及对症治疗为主。

## 二、中医对本病的认识

本病属中医学"肌衄""葡萄疫"等范畴。《外科正宗·葡萄疫》曰:"葡萄疫,其患多生小儿,感受四时不正之气,郁于皮肤不散,结成大小青紫斑点,色若葡萄,发在遍体头面,乃为腑证。"《景岳全书·血证篇》云:"血本阴精,不宜动也,而动则为病;血主营气,不宜损也,而损则为病。"古今医家认为,火热熏灼、迫血妄行和气虚不摄、血溢脉外实乃紫癜病机之大纲,急性出血者多"火邪"作祟,火热内伏,灼伤脉络,动而血溢。

## 三、工作室对本病的认识

虽然紫癜的病因病机及辨证分型纷繁复杂,但从皮损大小、分布部位、颜色、是否伴有血疱等特点亦可提示其核心病机,如:瘀点较小,提示病位浅,而瘀斑较大甚至血疱,提示病位深,多涉及脏腑;若皮损发于体表阳经循行部位,多属外界因素(如外感风湿热邪)所致,发于体表阴经循行部位者,常为脏腑病变导致;皮损分布仅在双膝关节以下则提示病情较轻,预后较好,如皮损分布四肢、头面、躯干等广泛部位则提示病情较重,预后较差;若瘀斑、瘀点色鲜红或伴有血疱考虑热证,色紫暗提示瘀证,色淡或略发黄提示脾虚或阳虚。我们在临床治疗该病的过程中,发现紫癜病虽表现在皮肤,却离不开脏腑失衡,治疗不仅在于营血,也关乎肝脾肾,总的治疗原则:凉血养血以治肌肤,调节肝脾肾以和脏腑。

## 四、验案举例

张某某,男,86 岁,初诊:2022 年 8 月 15 日。

主诉:四肢皮肤紫暗伴足背肿胀 2 周。

现病史:患者 2 周前无明显诱因出现四肢皮肤紫暗,后出现足背肿胀,皮肤可见瘀点瘀斑,纳眠可,二便调。舌质暗,舌下络脉增粗明显,苔白腻,脉涩。既往有糖尿病病史,平素饮食不节。

西医诊断:紫癜。

中医诊断:肌衄,血瘀湿阻证。

治则:活血化瘀,利湿通络。

方药:黄芪 20 g,当归 6 g,鸡血藤 10 g,防己 10 g,泽泻 10 g,醋三棱 10 g,莪术 10 g,赤芍 10 g,丹参 10 g,白茅根 10 g。

连服 7 剂,每日 1 剂,水煎服 400 ml,早晚食后温服。

上方加减应用 1 月余,患者紫癜痊愈。

按:患者为老年男性,既往有糖尿病病史,病程日久必有瘀,治疗以活血化瘀通络为主,患者平素饮食不节,日久伤脾,脾乃后天之本,脾虚则水湿运化失常,则见苔白腻。脾虚则统血无权,血溢脉外,故四肢皮肤出现瘀点、瘀斑。从皮损入手归纳出核心病机,进而方从法出,法随证立,精准辨证,效如桴鼓。

## 五、体会

皮肤病的辨证方法较多,如脏腑辨证、卫气营血辨证、经络辨证等,我们称之为"顺向辨证模式"。我们在临床中经常采用逆向辨证模式,所谓逆向辨证,即先辨皮损,而后逆向查找皮损的原因,从局部到整体,反向推导出核心病机及各个证候。逆向辨证模式的优点在于由外而内,抓住皮损的特点,见微知著,从而辨证精准,疗效显著提高。瘀斑色紫暗提示血瘀证,当归、鸡血藤、醋三棱、莪术养血活血化瘀治疗,老年患者病程日久,黄芪扶助正气,脾虚则水湿运化失常;防己主治水肿、风肿,泽泻消水,养五脏;白茅根利水不伤正,诸药合用,肿消瘀祛病自除。

(孙俊建)

# 第三章　妇科疾病

## 第一节　月经病

### 月经过少

#### 一、西医对本病的认识

月经周期正常,经量明显少于既往,不足 2 日,甚或点滴即净者,称"月经过少"。西医认为子宫发育不良、卵巢功能减退、卵巢早衰等均可引起月经过少。多次宫腔手术操作史引起的宫腔粘连也可导致月经过少。

#### 二、中医对本病的认识

中医称"经水涩少""经量过少"。临床中最常见的病因病机为肾虚或寒凝血瘀。先天禀赋不足,或房事不节,或产多乳众,损伤肾气,或屡次堕胎,伤精耗气,肾精亏损,肾气不足,冲任亏虚,血海满溢不足,遂致月经量少。经期产后,感受寒邪,过食生冷,或七情内伤,血为寒凝或气滞血瘀,冲任阻滞,运行不畅,经血不得畅行,致经行量少。《女科·证治准绳》曰"经水涩少,为虚为涩,虚则补之,涩则濡之。"

## 三、工作室对本病的认识

月经过少辨证治疗时首先辨虚实,还有一类属于虚实夹杂,比如宫腔粘连引起的子宫内膜基底层受损进而导致子宫内膜薄、月经量减少。这类月经过少治疗时我们首先补益宫内膜,刺激子宫内膜增厚,然后采用攻法使得内膜剥脱。宫腔粘连引起的月经过少属于妇科的疑难杂症,目前西医治疗多采用分离粘连术,但大多数患者手术后子宫内膜菲薄,月经量仍然减少,而采用中医辨病辨证治疗效果好。

## 四、验案举例

病案1:陈某,女,33岁。初诊:2019年2月26日。

主诉:月经过少1年余。

病史:患者1年前产后出现月经量明显减少,色暗,伴有血块,晨起口干,平素月经周期(3～5)/(28～30)天,近一年月经周期规律,经期缩短,1～2天即净,月经量少,LMP:2019-2-25,经期伴有腰酸困,倦怠乏力,眠差,二便调。舌淡红,苔白,脉沉细。孕产史:孕3产1。

西医诊断:月经不调。

中医诊断:月经过少,肾虚证。

治则:补肾益精,养血调经。

方药:熟地黄15 g,当归15 g,女贞子10 g,菟丝子15 g,鹿角胶10 g,香附10 g,益母草15 g,续断15 g,天冬10 g,鸡血藤15 g,枸杞15 g,川芎10 g,合欢皮10 g,川牛膝10 g。

连服5剂,每日1剂,水煎服400 ml,早晚食后温服。

二诊:2019 年 3 月 3 日。

月经量稍多,经色暗红,腰酸痛明显缓解,睡眠好转。原方去川芎、益母草、川牛膝。连服 10 剂,每日 1 剂,水煎服 400 ml,早晚食后温服。

三诊:2019 年 3 月 15 日。

患者乳房胀,晨起口干、口苦,大便略干燥,原方去鹿角胶、川芎,加杜仲 10 g,肉苁蓉 10 g,柴胡 10 g。连服 14 剂,每日 1 剂,水煎服 400 ml,早晚食后温服。再诊继续守前方,加减变化治疗 3 个月后患者月经量明显增多,经血色正常,无血块,睡眠,二便调。

按:该病案的特点是虚证多而实证少。临床中,我们发现本病精亏血少为多,或虚中兼瘀,或虚中兼痰。故临证遣方多以补虚为本。患者腰酸困,倦怠乏力,乃先天不足,后天失养,肾虚,经血亏虚,故见月经量少。治宜补肾填精、养血调经。经前期以温肾阳为主,鼓动气血,经后期以滋补肾阴为主,填补血海。方中熟地黄、当归填补肝肾;益母草、川芎、鸡血藤养血活血;菟丝子、鹿角胶温补肾阳;川牛膝、续断强腰脊;天冬、枸杞补益肝肾阴血;香附、柴胡调畅气机。


病案 2:张某,女,37 岁,已婚。初诊:2020 年 8 月 3 日。

主诉:稽留流产清宫术后月经量减少 2 年。

病史:患者 2 年前因胚胎停育行清宫术,术后月经量逐渐减少,月经周期尚规律,一般月经周期(2~3)/(30~35)天,每日点滴即净,色暗。近半年出现口干、情绪急躁、面部色斑增多,眠差,大便秘结,舌暗红,苔薄白,脉沉细。阴道 B 超提示:宫腔粘连,子宫内膜薄,约 4 mm。

西医诊断:宫腔粘连。

中医诊断:月经过少,肾虚血瘀证。

治则:滋肾养血,化瘀通经。

方药:当归 10 g,炒白芍 15 g,黄精 20 g,枸杞 15 g,牡丹皮 10 g,熟地黄 15 g,石斛 12 g,生地 15 g,丹参 15 g,香附 10 g,红花 6 g,麦冬 15 g,桑葚 15 g。

连服 5 剂,每日 1 剂,水煎服 400 ml,早晚食后温服。

二诊:2020 年 8 月 9 日。

服药后患者月经来潮,月经量无明显增加,建议患者经净后行宫腔镜检查。宫腔镜下提示宫腔中重度粘连,行宫腔粘连分离术后继续给予方药:大血藤 30 g,败酱草 30 g,白花蛇舌草 10 g,当归 15 g,鹿角胶 6 g,三棱 15 g,莪术 15 g,炒白芍 15 g,黄精 20 g,枸杞 15 g,牡丹皮 10 g,益母草 10 g,菟丝子 15 g,麦冬 15 g,红花 6 g。连服 7 剂,每日 1 剂,水煎服 400 ml,早晚食后温服。

患者经过中西医结合治疗后,月经量明显增多,经净后复查宫腔镜,提示子宫内膜分布均匀,色粉,厚度为 5mm,无粘连。继续在原方基础上加减治疗 3 个月。

按:育龄期妇女,有宫腔手术操作史者若出现明显的月经量少,首先需排除子宫宫腔粘连,该患者用药 5 天后月经量未见增加,即可考虑宫腔粘连的可能,建议行宫腔镜检查明确诊断,并行宫腔粘连分离术。确诊宫腔粘连后用药思路也相应改变,辨病治疗,术后适当加入清热解毒类中药预防再次粘连。宫腔粘连引起的月经过少甚至闭经尤需辨病辨证相结合的方式来治疗,其中关键用药三棱及莪术。三棱为血中气药,《玉楸药解》曰"三棱,味苦,气平,入足厥阴肝经。破滞行瘀,消积化块,三棱磨积聚癥瘕,善破老血,通经利气,下乳堕胎,止经产心腹诸痛,消跌扑损伤诸瘀,软疮疡痈肿坚硬"。"莪术,味苦、辛,微温,入足厥阴肝经。破滞攻坚,化结行瘀";三棱、莪术配合使用使瘀血去、新血生,则子宫内膜血流丰富,增长有序。

## 五、体会

月经过少有虚有实,虚证多而实证少,虚证的关键用药即熟地黄与当归。熟地黄味甘苦,性温,无毒,入心、肝、肾三经,活血气、封填骨髓,滋肾水,补益真阴。当归养血活血,《本草经解》:"当归气温,禀天春升之木气,入足厥阴肝经;味苦无毒,得地南方之火味,入手少阴心经,气升味厚,阳也"熟地黄配当归一阴一阳,西药相伍,通守兼备。临床中对于治疗宫腔粘连引起的月经过少,我们发现三棱、莪术、菟丝子等中药可有效刺激宫腔残存内膜增生,改善子宫内膜局部血液循环,提高宫腔粘连分离术后内膜修复能力,预防炎症反应,减少纤维组织增生,从而起到预防粘连复发的作用。

# 月经过多

## 一、西医对本病的认识

月经周期正常,但经量明显多于正常(每周期失血量多于80 ml)称为月经过多。西医病因有如下几种。

(1)有排卵型功能失调性子宫出血。此类患者有规律排卵,发病因素主要与以下几个因素有关。①子宫内膜不同前列腺素(PG)之间的比例失衡:月经过多患者子宫内膜生成 $PGE_2/PGF_{2\alpha}$

的比值增高,导致血管扩张,血小板聚集功能受到抑制,从而引起月经量的增多。②子宫内膜纤溶系统功能亢进,引起止血的血栓不稳定或再通,导致月经量过多。③内膜出血相关因子基因表达过强等因素,亦可导致月经量过多。

(2)子宫内膜息肉。子宫内膜由于某种因素导致局部血管和结缔组织增生形成息肉样赘生物,突入子宫腔内,其大小、数目、形态不等,部分子宫内膜息肉患者可出现月经量增加,经期延长或经间期出血。

(3)子宫平滑肌瘤和子宫腺肌瘤。子宫平滑肌瘤可发生于子宫各个部位,如肌壁间肌瘤、浆膜下肌瘤和黏膜下肌瘤。若肌瘤导致宫腔形态异常,子宫收缩不协调,经时血窦无法正常关闭,可致经量过多。子宫腺肌瘤可导致子宫肌层呈弥漫性增长,主要表现为经量增多,经期延长及进行性痛经。

(4)子宫内膜炎。当各种细菌、病原微生物及病毒等导致子宫内膜炎后,子宫内膜的功能将受到破坏,常可出现月经过多、经期延长、痛经、经间期出血等,严重者可导致不孕。

(5)宫内节育器。宫内节育器可导致子宫内膜出现非感染性炎症反应,可出现月经过多,经期延长,白带增多和性质异常等子宫内膜炎症的表现。

## 二、中医对本病的认识

《金匮要略·妇人杂病脉证并治》称"月水来过多"。《济阴纲目》曰:"经水过多,为虚热,为气虚不能摄血。"月经过多的主要病机为冲任不固,经血失于制约而致月经量过多。月经过多的治疗需注意经时和平时的不同,平时注重治本调经,经时以固冲止血为主,同时标本兼治。

## 三、工作室对本病的认识

月经过多可分为功能性及器质性。功能性月经量多者往往因气虚、血热或血瘀等体质导致冲任不固,经血失于制约而致量多;器质性月经量多者如子宫肌瘤、子宫腺肌瘤、子宫内膜炎症、子宫内膜息肉、宫内节育器等因素导致月经过多时,若疾病未得到有效控制,患者可继发贫血、宫缩乏力等功能性疾病,从而加剧止血功能的下降,故两种类型的月经过多是可以相互交错,相互转变的,故在临证时,止血是第一要务,同时辨证论治,审证求因,从根本上治疗月经过多之症。

## 四、验案举例

病案 1:韩某某,女,39 岁,已婚。初诊:2019 年 4 月 14 日。

主诉:月经量多,痛经,经期延长 1 年。

病史:患者 1 年前人流后出现月经量增多伴经期延长,一般淋漓 10～15 天才净,经期伴腰酸乏力。孕 9 产 2,顺产 2 次,人流 7 次。妇科 B 超示:子宫体增大,子宫腺肌症,宫腔线受压迫前移。LMP:2019-3-20,量多 5～6 天,每日用卫生巾十余片,经行腹痛明显,伴感头晕乏力,面色萎黄,舌暗,苔薄,边瘀点,脉弦细。

西医诊断:异常子宫出血,子宫腺肌症。

中医诊断:月经过多,气虚血瘀证。

治则:平时补肾气为主,经期补气化瘀止血。

方药:覆盆子 12 g,山药 15 g,山茱萸 12 g,熟地黄 15 g,茯苓 15 g,鹿角霜 10 g,白芍 15 g,海螵蛸 15 g,炙黄芪 15 g,白术 15 g,

女贞子 15 g,墨旱莲 15 g,山慈菇 10 g,土贝母 10 g,丝瓜络 10 g,续断 15 g。

3 剂,每日 1 剂,水煎服,经期停药。

二诊:2019 年 4 月 17 日。

LMP:2019-4-17,月经量较前明显减少,经行腹痛缓解。

方药:当归 15 g,川芎 10 g,熟地黄 15 g,赤芍 15 g,桃仁 10 g,红花 10 g,益母草 15 g,白术 15 g,枳壳 12 g,荆芥穗炭 10 g,泽泻 12 g,炮姜 6 g。

经期连服 5 剂,每日 1 剂,水煎服 400 ml,早晚食后温服。

三诊:2019 年 4 月 22 日。

经净,带经 5 天,经量明显较前减少,诸症缓解。继续非经期方药与经期方药加减使用 3 个月,患者经量、经期恢复正常,一般带经 3～5 天,无痛经,取得满意疗效。

**按:**中医中药治疗月经过多有独特疗效,临证中我们发现气虚是根本病机,故在遣方用药时,补气药是必用之品,补气同时可化瘀,疗效显著。本例患者堕胎后,且房劳多产,损伤脾肾之气,女子以肾为本,以血为用。《金匮要略》云:"五脏六腑之血,全赖脾气统摄。"脾为后天之本,主统血,脾气虚弱,统摄无权,冲任不固,肾气不充,封藏失司,故见经量过多。患者素有癥瘕,望诊见舌暗、苔薄、边瘀点,此乃血瘀之象,故治当采用"通因通用"的治法,加用化瘀止血之药。

病案 2:潘某,女,28 岁,已婚。初诊:2021 年 6 月 12 日。

主诉:月经量多伴经期延长 2 年。

病史:平素月经规则,周期 27～28 天,近 2 年经期 8～11 天,量多时痛经 2 天,夹血块。LMP:2021-5-27,经行腰酸背痛,经前乳胀,时有经间期出血。舌暗红,苔薄白,脉细滑。辅助检查:2021-4-10 查糖类抗原 125(CA125),结果为:105IU/L。2021-5-21 查子宫附件超声结果提示子宫内膜单层厚 0.76 cm,内膜回声不均,子宫内膜息肉。

西医诊断:子宫内膜息肉。

中医诊断:月经过多,气虚兼瘀证。

治则:扶正祛瘀,化痰消癥,理冲调经。

方药:生黄芪 15 g,太子参 20 g,当归 12 g,川芎 10 g,赤白芍 10 g,红藤 30 g,败酱草 30 g,蚤休 10 g,猫爪草 15 g,半枝莲 15 g,薏苡仁 30 g,茯苓 15 g,泽泻 10 g,三棱 10 g,莪术 10 g,淫羊藿 15 g,菟丝子 15 g,枸杞 12 g,皂角刺 10 g。

连服 5 剂,每日 1 剂,水煎服 400 ml,早晚食后温服。

二诊:2021 年 6 月 26 日。

LMP:2021-6-24,量较多,夹血块,仍有痛经,伴腹泻,今日量未减。舌脉同前。前方去大血藤、败酱草,加生贯众 9 g,三七粉 3 g,连服 7 剂,每日 1 剂,水煎服 400 ml,早晚食后温服。

三诊:2021 年 7 月 3 日。

末次经行腹痛腹泻,量中,伴微痛,舌略绛红,脉弦。

方药:生黄芪 15 g,焦白术 10 g,海藻 20 g,红藤 30 g,败酱草 30 g,皂角刺 10 g,生牡蛎 15 g,牡丹皮 10 g,丹参 15 g,淫羊藿 15 g,巴戟天 10 g,枸杞 12 g,墨旱莲 15 g,女贞子 15 g,菟丝子 15 g。连服 7 剂,每日 1 剂,水煎服 400 ml,早晚食后温服。

四诊:2021 年 7 月 17 日。

临近经期乳胀 2 天,二便调。

方药:柴胡 10 g,鹿角片 10 g,红藤 30 g,败酱草 30 g,当归 12 g,川芎 10 g,乳香 5 g,没药 5 g,乌药 6 g,炒延胡索 15 g,三棱 10 g,莪术 10 g,蒲黄(包煎)15 g,焦山楂 15 g,马齿苋 20 g,生贯众 9 g,炒白芍 15 g,丹参 15 g。

连服 7 剂,每日 1 剂,水煎服 400 ml,早晚食后温服。

五诊:2021 年 12 月 11 日。

患者诉:经前方调治,月经恢复规律,5～7 天可净,量中,痛止。停药 4 个月,近期月经尚调,本周复查 CA125 降至 20 IU/L,较前大幅下降,经期 5 天。复查 B 超提示:内膜单层厚 0.3 cm,未见明显异常。

按:本患者即是月经过多的典型例子,初诊时妇科 B 超确诊为子宫内膜息肉,从其"月经量多,有块,腹痛时作,经行腰酸背痛,全身酸,经前乳胀,时有经间期出血,舌暗红,脉细"等细微表现即断其瘀血内阻,立法扶正祛瘀,化痰消癥,理冲调经。

# 五、体会

中医治疗本病往往是在益气养血的基础上,加入三棱、莪术破瘀;半枝莲等软坚散结消包块;红藤、败酱清热解毒消痈;皂角刺、路路通开结通络,使邪有出路;另佐淫羊藿、菟丝子、枸杞等补肾调冲,诸药合用,相得益彰,共奏佳效。经期用枳壳,在于枳壳可以泄腹中滞塞之气,经期以通为用,现代药理研究枳壳有促进子宫收缩达到止血的作用。《得配本草》曰:"荆芥……辛、苦、温。入足厥阴肝经气分,兼入血分。散瘀破结,通利血脉。"荆芥穗炭则增加止血之功效。

# 月经先期

## 一、西医对本病的认识

月经先期是指月经周期提前 7 天以上,甚至 10 余日一行,连续两个周期以上。西医病因:①黄体功能不足。正常的月经周期依赖于正常的排卵,若下丘脑-垂体-卵巢生殖轴的功能正常,则能出现正常的排卵周期。在初潮后 5 年内仍有 1/3 的周期出现黄体功能不足,从而出现月经周期缩短,提前来潮。育龄期妇女在过度劳累、应激等刺激下,会出现卵子质量的下降甚至卵泡萎缩或卵泡未破裂黄素化,导致黄体功能不足,月经提前。②卵巢功能下降。女性随着年龄的增长,卵巢功能逐渐下降,会出现提早排卵,卵泡期缩短,从而出现月经周期的缩短。当卵巢储备不足时亦能导致黄体功能不足,出现黄体期的缩短,月经提前。

## 二、中医对本病的认识

其主要病机为冲任不固,经血失于制约,月经提前而至。宋代《妇人大全良方·调经门》指出本病病机是由于"过于阳则前期而来"。《普济本事方·妇人诸疾》进一步提出"阳气乘阴则血流散溢……故令乍多而在月前",后世医家多认为先期属热。《傅青主女科》云:"夫同是先期之来,何以分虚实之异……先期者,火气之冲;多寡者,水气之验。故先期而来多者,火热而水有余也;先期而来少者,火热而水不足也。倘一见先期之来,俱以为有余之热,但泄火而不补水,或水火两泄之,有不更增其病者乎?"由此可见,临证时辨明虚实才是治疗本病的关键。

## 三、工作室对本病的认识

《景岳全书·妇人规》亦云:"然先期而至,虽日有火,若虚而挟火,则所重在虚……则或补中气,或固命门,皆不宜过用寒凉也。"工作室在治疗本病时用药多以丹皮、生地黄、麦冬等清热凉血,亦有覆盆子、菟丝子、熟地黄、黄精等滋补肝肾,郁金清肝解郁调经,地骨皮、青蒿、鳖甲、龟甲补肾清虚热,肾精充盛,肝气舒达,热清血宁,则经自如期。

## 四、验案举例

商某,女,31 岁,已婚,初诊:2020 年 8 月 19 日。

主诉:月经紊乱 4 年余,孕前调理。

现病史:既往月经周期、经期规律,(3~5)/(28~30)天,量、色正常。近 4 年月经周期不规律,多提前而至,偶有 1 月 1 行,(8~10)/(20~30)天,不定期服用中药,症状无明显好转。结婚半年,现要求孕前调理。刻下症见:平素工作压力较大,眠差多梦,口干,烦躁易怒,经前乳胀,偶有夜间盗汗手心出汗,二便调。舌质红苔薄,脉细微弦。LMP:2020 年 8 月 1 日,量中,8 天净。

西医诊断:月经不调。

中医诊断:月经先期,肾虚血热证。

治则:养阴清热,滋肾填精。

方药:太子参 20 g,黄芪 15 g,麦冬 10 g,生地黄 12 g,山萸肉 10 g,黄精 20 g,熟地黄 15 g,菟丝子 10 g,夏枯草 6 g,覆盆子 15 g,生白芍 15 g,玉竹 10 g,牡丹皮 10 g,地骨皮 30 g,郁金 10 g,龟甲 12 g,郁金 10 g,青蒿 10 g,鳖甲 6 g。

连服 7 剂,每日 1 剂,水煎服 400 ml,早晚食后温服。

二诊:2020 年 8 月 26 日。

月经未提前而至,烦躁明显好转,偶有乳房胀,无盗汗,睡眠好转。

方药:柴胡 10 g,当归 12 g,川芎 10 g,郁金 10 g,鸡血藤 15 g,川牛膝 15 g,丹参 15 g,泽兰 10 g,益母草 30 g,桃仁 6 g,路路通 15 g。

连服 7 剂,每日 1 剂,水煎服 400 ml,早晚食后温服。

三诊:2020 年 9 月 2 日。

LMP:2020 年 8 月 31 日,经量正常,经期腰酸疼。初诊方减夏枯草,加牛膝 10 g,续断 10 g。连服 7 剂,每日 1 剂,水煎服 400 ml,早晚食后温服。

四诊:2020 年 9 月 9 日。

月经量多 4 天,昨日始净。睡眠改善,二便正常,已查血雌二醇($E_2$):36.6 pg/ml,卵泡刺激素(FSH)5.9 IU/L,黄体生成素(LH)3.4 IU/L。前方减鳖甲、夏枯草,加麦冬 10 g,北沙参 10 g,杜仲 10 g。连服 14 剂,每日 1 剂,水煎服 400 ml,早晚食后温服。

五诊:2020 年 9 月 23 日。

近一周带下量多,双乳微胀,小腹微微下坠感。前方减牛膝,加桑葚 15 g,桑寄生 15 g。连服 7 剂,每日 1 剂,水煎服 400 ml,早晚食后温服。嘱月经来潮时停服 5 天。

六诊:2020 年 10 月 14 日。

LMP:2020 年 9 月 30 日,月经周期准,月经量较前稍少,无腰酸乏力等不适。继续予中药按周期辨证调理,患者 11 月 1 日亦准期来潮。

按:育龄期妇女出现月经先期者,首先考虑是否存在诱因,这些诱因是否可以消除,消除诱因后月经周期是否可以恢复正常,若已造成肾-天癸-冲任-胞宫轴功能的下降,则在解除诱因的同时,需要及时中药干预,在未造成不可逆的功能下降时及时挽救,以期顺利调经种子。此例患者既往经水素调,近期因工作压力,情急易怒,耗损肝肾精血,阴虚内热,热扰血海,迫血妄行,故月经先期而至,用药以滋补肾阴清虚热为主,适当加入疏肝理气药物,防止过于滋腻碍胃。

## 五、体会

月经先期若发生在女性七七之年前后,无不适症状可不予诊治,系年龄导致的生理性卵巢功能下降,若伴随潮热汗出、心烦等肝肾阴虚症状,可辨证治疗。但育龄期女性若发生月经先期,则需要重视,警惕卵巢功能下降甚至卵巢早衰的发生。育龄期女性月经先期多见于肝阴肾阴不足,虚热内生,关键药对即龟甲与郁金。龟甲禀壬癸之气而生,其补阴之效也甚捷,心主血,肝藏血,脾裹血,故并入之,骨蒸云云等证。《本草经解》曰:"郁金,气寒味辛苦,无毒。主血积,下气……禀天冬令之水气,入足少阴肾经、手太阳寒水小肠经……气味降多于升,阴也。"两味阴性药物填补肾精而不滋腻。

# 月经后期

## 一、西医对本病的认识

月经周期错后1周以上,甚至3~5个月1行,经期正常,连续

2个月经周期以上，称为月经后期，西医称为月经稀发。病因方面，一般多囊卵巢综合征、卵巢功能减退会导致月经推迟，精神紧张以及过度减肥也会导致月经错后、月经稀发。西医治疗一般根据患者需求而定，有生育需求的可行促排卵治疗，无生育需求的一般选择人工周期调经治疗。

## 二、中医对本病的认识

月经后期，亦称"经期错后""经行后期""经迟"。本病始见于《金匮要略方论》，该书"卷下"云："温经汤方……主妇人少腹寒，久不受胎，兼取崩中去血，或月水来过多，及至期不来。"《女科撮要》曰："其过期而至者，有因脾经血虚，有因肝经血少，有因气虚血弱。"《邯郸遗稿》云："经水过期而来，有血虚、血寒、血滞、血热。过期而来，并色淡者，此痰多血少也，肥人过期是气虚夹痰也。"本病的特点是月经周期超过35日，在6个月以内，关键是经期正常。月经后期如伴经量过少，常可发展为闭经。西医学的月经稀发，可参照本病辨证治疗。月经后期的主要发病机制是精血不足或邪气阻滞，血海不能按时满溢，遂致月经后期。常由肾虚、血寒、气滞和痰湿所致。

## 三、工作室对本病的认识

门诊以月经后期就诊的患者多半为育龄期女性，而育龄期女性中表现为月经后期的以多囊卵巢综合征为主。多囊卵巢综合征是临床妇科常见病，西医治疗以激素为主，中医治疗育龄期无生育要求的妇女仍以调节月经周期为主。临床中有不少患者在出现排卵障碍后，体重可在短时间内明显增加，而同时期的妇科B

超未提示卵巢增大、小卵泡增多,也无多毛、痤疮等高雄激素血症的表现,未达到多囊卵巢综合征诊断标准。对于此类患者要积极治疗,可以尽早介入中医治疗,无生育需求的按照女性阴阳消长规律辨证治疗;有生育需求的定期监测卵泡发育,指导试孕。一般经后期以滋阴为主,育胞汤加减辨证治疗,排卵期阴阳转化,适当加入丹参、羌活、路路通等活血通络之品促进卵泡排出,经前期黄体期以温阳为主,健黄饮加减增强黄体功能,以助安胎。

## 四、验案举例

张某,女,30 岁,未婚,初诊:2021 年 4 月 27 日。

主诉:月经后期 10 余年。

病史:患者未婚,否认性生活史。初潮 13 岁,月经周期延长,(3~5)/(37~40)天,LMP:2021 年 4 月 27 日。外院检查雄激素高,基础 LH:28.5 IU/L,FSH:5.6 IU/L,口服炔雌醇环丙孕酮片治疗 6 个月。体重近 2 年增加 10 kg,疲倦乏力,手脚冰冷,大便秘结,面色晦暗,舌淡苔白腻,脉细滑。

西医诊断:月经不调多囊卵巢综合征。

中医诊断:月经后期,肾虚兼夹痰湿证。

治则:补肾健脾化痰。

方药:柴胡 10 g,当归 15 g,白术 15 g,白扁豆 10 g,茯苓 15 g,菟丝子 15 g,生地黄 15 g,党参 15 g,肉苁蓉 10 g,瓜蒌 20 g,桔梗 10 g,浙贝 10 g,白芍 15 g,炙甘草 6 g,火麻仁 10 g,瞿麦 10 g。

连服 7 剂,每日 1 剂,水煎服 400 ml,早晚食后温服。

二诊:2021 年 5 月 4 日。

月经 5 天干净,色红,无血块,无腹痛,无腰酸,便秘,舌质淡,苔白腻,脉沉细。前方减柴胡、茯苓,加熟地黄 15 g,火麻仁 10 g,白术 15 g,陈皮 10 g。连服 7 剂,每日 1 剂,水煎服 400 ml,早晚食后温服。

三诊:2021 年 5 月 11 日。

今日查妇科 B 超:子宫内膜厚度 4mm。大便正常。舌质淡,苔薄白腻,脉细。二诊方去火麻仁,加鸡血藤 15 g,14 剂,每日 1 剂,水煎服 400 ml,早晚食后温服。后于 5 月 25 日月经来潮,在原方基础上加减应用 3 个月,患者月经周期恢复规律,30～32 天 1 行。

按:多囊卵巢综合征是临床常见病,西医治疗以激素为主,中医治疗育龄期无生育要求的妇女仍以调节月经周期为主。患者素体脾虚,所谓"脾为生痰之源",嗜甜腻助湿,痰湿内聚,瘀滞胞宫,痰瘀互结,胞脉痹阻,故月经后期。治疗时先予茯苓、党参、浙贝、瞿麦健脾化痰祛瘀,菟丝子、肉苁蓉等补肾填精以滋养先天。如此消补兼施,瘀化痰消,胞脉疏畅,故获疗效。

# 五、体会

多囊卵巢综合征引起的月经后期,临床上分为"胖多囊"和"瘦多囊",不管胖瘦,这类女性一般都嗜食肥甘厚味,用药多兼顾脾胃,适当加入健脾利湿之党参、茯苓、白术、陈皮之类。浙贝和酒苁蓉是治疗痰湿型月经后期伴大便秘结的常用药对。《本草经集注》曰"浙贝味辛、苦、平、微寒、无毒。治腹中结实,心下满,安五脏,利骨髓"浙贝化痰散结,对多囊卵巢综合征痰湿型治疗效果显著。肉苁蓉养五脏,强阴,益精气,多子,妇人癥瘕,归肾经,补肾兼润肠。

# 闭经

## 一、西医对本病的认识

女子年逾 18 周岁,月经尚未来潮,或月经来后又中断 6 个月以上,称为"闭经"。前者称原发性闭经,后者称继发性闭经。西医学认为,按生殖轴病变和功能失调的部位可分为下丘脑性闭经、垂体性闭经、卵巢性闭经、子宫性闭经以及下生殖道发育异常性闭经。世界卫生组织(WHO)将闭经归纳为 3 种类型。Ⅰ型:无内源性雌激素产生,FSH 水平正常或低下,催乳素(PRL)水平正常,无下丘脑-垂体器质性病变的证据。Ⅱ型:有内源性雌激素产生、FSH 及 PRL 水平正常。Ⅲ型为 FSH 水平升高,提示卵巢功能衰退或衰竭。

## 二、中医对本病的认识

闭经古称"女子不月""月事不来""经水不通"等,本病始见于《黄帝内经》。《素问·阴阳别论》云:"二阳之病发心脾,有不得隐曲,女子不月。"本病以月经停闭不来潮为其特征,为临床常见病,属难治之症,病程较长,疗效较差,值得重视。《景岳全书》言:"然经本阴血,何脏无之,惟脏腑之血皆归冲脉""此可见冲脉为月经之本也……而阳明胃气又为冲脉之本也。"此外还有医家提出"冲脉隶于阳明",冲脉为十二经脉之海,冲脉盛,月事方能下。妊娠期、哺乳期、围绝经期的月经停闭,或月经初潮后 1 年内月经不行,不伴其他不适者,属生理现象,不作闭经论。西医学的闭经、多囊卵巢综合征引起的闭经可参照本病辨证治疗。

## 三、工作室对本病的认识

"二阳之病发心脾,有不得隐曲,女子不月"。故治疗本病关键在于调心肝脾,反复发作的闭经对女性身心健康具有较大影响,目前西医治疗不良反应多,停药后易于反复,临床治疗具有一定的局限性,而中医药治疗该病具有多靶点、多环节、多途径的优势。以《黄帝内经》"脾气散精"理论为指导,工作室结合中医"治病必求于本"和"治未病"理念,用药虚实并用,调理冲任,同时兼顾心肝的疏泄功能,佐以柴胡、郁金等疏肝解郁之品。

## 四、验案举例

李某,女,38 岁,初诊:2021 年 2 月 23 日。

主诉:停经 3 月。

病史:2019 年 8 月开始月经错后,月经稀发,查基础性激素 $E_2 < 20$ pg/ml,FSH:56 IU/L,外院诊断为卵巢早衰。现闭经 3 个月,平素月经量少,色暗红,口干舌燥,带下量少,末次月经 2020 年 12 月。舌红少津,脉弦细。

西医诊断:卵巢早衰。

中医诊断:闭经,肝肾阴虚证。

治则:滋肾填精,养血调冲。

方药:葛根 30 g,党参 15 g,麦冬 10 g,山药 15 g,川牛膝 15 g,川断 15 g,菟丝子 30 g,当归 15 g,川芎 10 g,熟地黄 10 g,淫羊藿 10 g,丹参 15 g,泽兰 10 g,炙甘草 5 g,黄精 10 g,枸杞 10 g。

连服 7 剂,每日 1 剂,水煎服 400 ml。分两次温服,每次 200ml。

二诊:2020 年 4 月 13 日。

4个月未行经,乳房胀痛,白带量少,舌红苔薄白,脉细弦,二便正常。前方加鹿角胶10 g,柴胡10 g,蒲公英15 g,鸡血藤15 g,郁金10 g,益母草10 g,虎杖15 g。连服14剂。服药方法:水煎400 ml,早晚温服,每次200 ml。

三诊:2020年5月10日。

尿妊娠试验阳性,B超提示宫内早孕。孕囊4.1 cm×3.1 cm×2.3 cm,可及卵黄囊及胚芽。

按:患者先天禀赋不足,天癸虽欲竭而不能持续。《医学正传》云:"况月经全借肾水施化,肾水既乏,则经血日以干涸。"方中以五子衍宗丸合麦味地黄汤、四物汤加减滋肾填精,养血柔肝,少佐柴胡、郁金使肝气调达,以复其疏泄之功。二诊酌加益母草、虎杖等活血通络之品,精血互资,血海充盈,经水如期,受精成孕。

## 五、体会

本病的关键用药是葛根。葛根常用于表证及内科消渴病,但在妇科病中应用也甚广。《神农本草经》将葛根列为中品,谓其"治消渴,身大热,呕吐诸痹,起阴气,解诸毒"。《金匮要略》以葛根汤治疗刚痉证,体现了张仲景重视"存津液"的思想。后世医家认为葛根生胃津液有3个途径:一是认为葛根可直接生津液,填充胃阴;二是认为葛根以其升散之性,鼓舞胃气,通过气化以生胃津;三是葛根可通过与芩连配伍达到撤热保津的作用。女子四十阴气自半,用葛根之意在于鼓舞胃气,通过气化以生胃津,其性升散,与滋补药味相伍可滋而不腻,阳化阴生,以复阴平阳秘之机。葛根在闭经中的应用也从"二阳之病发心脾"启发而来。

(孙俊建)

# 第二节 不孕症

## 一、西医对本病的认识

夫妇同居且性生活正常,未避孕而未能受孕超过 1 年,称不孕症。女性不孕因素一般有以下几点。①排卵障碍:常由于下丘脑-垂体-卵巢轴功能紊乱、全身性疾病、卵巢病变等导致无排卵。②输卵管因素:输卵管因素是不孕症最常见的原因,如输卵管炎症、输卵管发育异常等。③子宫因素:子宫发育不良、黏膜下肌瘤、特异性或非特异性子宫内膜炎症、宫腔粘连及内膜分泌反应不良等,可致孕卵不能着床或着床后早期流产。④宫颈因素:体内雌激素水平低下或宫颈炎症时,子宫颈黏液的性质和量发生改变,影响精子的活力和进入宫腔的数量,宫颈息肉、宫颈口狭窄等均可导致精子穿过障碍而不孕。⑤阴道因素:先天性无阴道、阴道横膈、处女膜闭锁、各种原因引起的阴道狭窄都可能影响精子进入,严重阴道炎症可缩短精子生存时间而致不孕。⑥免疫因素:不孕妇女的宫颈黏液内产生抗精子抗体或血清中存在透明带自身抗体,都可阻碍精子和卵子的正常结合。

## 二、中医对本病的认识

本病始见于《黄帝内经》,《素问·骨空论》云:"督脉者……此生病……其女子不孕。"目前认为阻碍受孕的因素包括女方、男方或男女双方。本节着重讨论女方不孕因素的诊断及治疗。治疗前应对男女双方同时进行相关检查,以便提高治疗效果。《景岳全书》云:"凡妊娠之数见堕胎者,必以气脉亏损而然。而亏损之由,有禀质之素弱者,有年力之衰残者,有忧怒劳苦而困其精力者,有色欲不慎而盗损其生气者。"古医籍对女性先天生理缺陷和畸形造成的不孕总结了"五不女",即螺、纹、鼓、角、脉,其中除脉之外,均非药物治疗所能奏效,故不属本节论述范畴。西医学中由于排卵功能障碍、生殖器官炎症、部分良性肿瘤等引起的不孕症可参照本病辨证治疗。

## 三、工作室对本病的认识

不孕症中排卵障碍性不孕症或卵巢功能减退性不孕症属于中医治疗的优势。排卵障碍性不孕症包括无排卵、稀发排卵、黄体功能不健等,临床多表现为月经紊乱,如月经先期、月经后期、月经先后无定期、闭经、崩漏等。古人云"男精壮而女经调,有子之道也""女子经调则子嗣",即月经规律是孕育的先决条件,也是卵巢排卵功能正常的反应,因此种子必先调经。治疗该类型的不孕症我们一般采用补肾调周治疗方法,因势利导,调经助孕。

## 四、验案举例

病案1:屠某,女,39岁。初诊:2022年2月2日。

主诉:月经紊乱10余年,未避孕未孕6年。

病史:患者10年前无明显诱因出现月经紊乱,月经周期前后不定,(3~5)/(20~90)天,自诉外院诊断:多囊卵巢综合征。间断西药治疗,LMP:2022年1月16日(孕激素撤退出血),经期小腹刺痛,近3天有少许阴道出血,纳眠可,二便调。舌暗有齿痕,脉沉细,尺脉弱。患者曾于2019年体外受精-胚胎移植(IVF-ET)

助孕,取卵 2 枚,新鲜胚胎移植后未着床。孕 0。2020 年 1 月查基础性激素:$E_2$ 50 pg/ml,FSH2.17 IU/L,LH:27.96IU/L,抗米勒管激素(AMH)0.27 ng/mL,西医诊断为卵巢储备功能严重下降。

西医诊断:原发不孕,卵巢储备功能下降。

中医诊断:无子,肝郁肾虚证。

治则:补益肝肾,养血填精,佐以疏肝化瘀。

方药:菟丝子 10 g,当归 10 g,熟地黄 15 g,党参 15 g,续断 10 g,黄芪 15 g,龙骨 20 g,牡蛎 20 g,海螵蛸 10 g,酒萸肉 10 g,棕榈炭 10 g,炒白芍 10 g。

连服 7 剂,每日 1 剂,水煎服 400 ml,早晚食后温服。

二诊:2022 年 2 月 13 日。

前方口服 3 天出血止。前方减棕榈炭、海螵蛸、龙骨、牡蛎,加黄精 10 g,枸杞 10 g,益母草 15 g,女贞子 10 g。连服 14 剂,每日 1 剂,水煎服 400 ml,早晚食后温服。

三诊:2022 年 2 月 28 日。

LMP:2022 年 2 月 23 日。经期腰酸乏力,今日经净。前方减黄芪、炒白芍,加鹿角胶 10 g,龟甲 10 g,陈皮 10 g,牡丹皮 10 g,连服 14 剂,每日 1 剂,水煎服 400 ml,早晚食后温服。

四诊:2023 年 3 月 15 日。

患者主诉无不适,舌脉同前。前方减鹿角胶、龟甲、陈皮,加覆盆子 15 g,桑寄生 10 g,黄芪 15 g,赤芍 10 g,连服 7 剂,每日 1 剂,水煎服 400 ml,早晚食后温服。

五诊:2023 年 4 月 11 日。

LMP:2023 年 3 月 31 日。前方减桑寄生、赤芍,加丹参 10 g,连服 7 剂,每日 1 剂,水煎服 400 ml,早晚食后温服。

六诊:2023 年 4 月 18 日。

今日 B 超监测卵泡:左卵巢卵泡直径 18 mm,子宫内膜厚度 8 mm,有三线征。嘱今日同房。前方继续口服 7 剂,1 日 1 剂,分两次服。患者周期治疗 3 个月,于 2023 年 6 月 13 日检查血人绒毛膜促性腺激素(hCG)24.18 IU/ml,后保胎 3 个月,定期产检,随访至今,孕期平稳。

按:根据该患者的基础性激素水平可推断为多囊卵巢综合征,但多囊患者大多抗缪勒管激素(AMH)升高,但该患者 AMH 低,为 0.27 ng/ml,卵巢储备功能严重下降,导致该患者生育力严重下降,治疗有困难,但按照患者的月经周期,患者卵泡期时间长,卵泡期补足肾阴,监测卵泡,有优势卵泡发育则指导同房,排卵后黄体期温肾阳给予黄体支持,则胎孕自成。随着西医各项辅助检查的细化发展,为中医治疗不孕提供了更详尽的参考内容。在治疗这类患者时需强调孕前调经固冲以培其源,孕后补肾养血安胎,从而提高妊娠成功率。

病案 2:陈某某,女,39 岁。初诊:2022 年 7 月 7 日。

主诉:月经稀发量少 4 年,未避孕未孕 3 年。

病史:4 年前无明显诱因出现月经紊乱,量少稀发,逐渐加重。1 年前开始月经时停,量少。2 年前意外妊娠后行人流术,术后月经时停,量少。1 年前查基础性激素 FSH 52 IU/L,AMH 0.06 ng/ml,外院诊断为卵巢早衰,后偶有停经。目前人工周期促进月经来潮,LMP:2022 年 6 月 21 日,量极少,色暗。刻下症见:性情急躁易怒,白天困倦乏力,眠差,心悸,腰膝酸软,纳便尚调。舌略红,苔薄,脉细。

西医诊断:卵巢早衰。

中医诊断:继发不孕,肝肾不足证。

治则:补益肝肾,养血填精,佐以活血化瘀。

方药:葛根 30 g,北沙参 15 g,党参 20 g,麦冬 15 g,白术 10 g,川楝子 5 g,当归 12 g,川芎 10 g,炒白芍 15 g 熟地黄 12 g,天花粉 6 g,枸杞 12 g,女贞子 15 g,川续断 15 g,菟丝子 15 g,覆盆子 12 g,淫羊藿 10 g,佛手 6 g,远志 10 g,酸枣仁 10 g,丹参 15 g,香附 10 g。

7 剂,每日 1 剂,水煎服 400 ml,早晚食后温服。外院抄方治疗 3 月。

二诊:2022 年 10 月 5 日。

LMP:2022 年 9 月 19 日,月经第 3 天血 FSH 14 IU/ml。处方:前方减香附、女贞子,加五味子 6 g。14 剂,服法同前。

三诊:2022 年 11 月 1 日。

LMP:2022 年 10 月 19 日,腰酸缓解,眠可。继续原方加减治疗 2 个月。2023 年 2 月 10 日 B 超示:宫内早孕。

按:患者"困倦,眠差,脉细"符合《伤寒论》"少阴之为病,脉微细,但欲寐也"的描述,故证属少阴心肾不足。临床治疗中还要注意给予患者精神鼓励和心理疏导。患者情绪急躁易怒,心悸,腰酸等,考虑肝肾阴血不足,"纳便尚调"说明病变未涉及后天脾胃。故以补益肝肾,养血填精为主要治则贯彻始终,适时佐以理滞化瘀,通达胞络的疗法。方中重用葛根,入阳明经以鼓舞胃气上行以生津液;天花粉降火润燥,化痰解渴;方中另以四物汤养血、五子衍宗丸填精,共奏滋水育肾,养阴生津之功效。促进第二性征发育,防止内外生殖器萎缩。于大队滋阴养血之生地黄、麦冬、沙参、当归、枸杞中,少佐川楝子疏泄肝气,以调肝木之横逆,能顺其条达之性。川楝子虽有"苦燥伤阴"之说,但若配在滋阴养血为主的方药中,却无伤阴之害。

病案 3:陶某,女,34 岁,继发不孕。初诊:2019 年 3 月 24 日。

主诉:未避孕未孕 4 年。

病史:结婚 8 年,人流 1 次,近 4 年未避孕一直未孕,男方化验精液常规正常。测基础体温为不典型双相,体温高温期持续时间少于 12 天,监测卵泡发育三个月,均提示卵泡期长,黄体期短,子宫输卵管碘油造影示输卵管通畅。平时月经错后,37～50 天 1 潮,经期 7 天,经量中,色红,有少许膜状物,无痛经,腰酸,经期大便稀,伴畏寒肢冷,夜尿频。LMP:2019 年 3 月 23 日。舌体胖,有齿痕,苔薄白,脉沉细。

西医诊断:继发不孕,黄体功能不健。

中医诊断:不孕,肾阳虚证。

治则:补肾调经助孕。予中药调周序贯疗法。

第一阶段(卵泡期)方药:女贞子 10 g,枸杞 10 g,当归 15 g,菟丝子 10 g,何首乌 10 g,黄精 15 g,党参 15 g,仙灵脾 10 g,川续断 15 g,白术 10 g。

月经第 4 天开始,服至有较多透明拉丝状白带。水煎 400 ml,早晚温服,每次 200 ml。

二诊:2019 年 4 月 13 日,尿 LH 试纸检测强阳。

第二阶段(排卵期)方药:肉桂 10 g,丹参 10 g,羌活 10 g,菟丝子 15 g,枸杞 10 g,当归 10 g,党参 15 g,何首乌 10 g,川续断 10 g,益母草 15 g,黄精 12 g,仙灵脾 10 g。

服至基础体温升高。水煎 400 ml,早晚温服,每次 200 ml。

三诊:2019 年 4 月 15 日,尿 LH 试纸检测转阴。

第三阶段(黄体期)方药:巴戟天 10 g,覆盆子 15 g,山药 10 g,当归 10 g,菟丝子 10 g,何首乌 10 g,枸杞 10 g,白术 10 g,补骨脂 15 g,仙灵脾 10 g,川续断 10 g,锁阳 10 g。

从基础体温升高服至月经来潮。水煎 400 ml,早晚温服,每次 200 ml。

四诊:2019 年 4 月 28 日,LMP:2019 年 4 月 28 日。

第四阶段(月经期)方药:肉桂 10 g,莪术 10 g,丹参 10 g,当归 15 g,赤芍 6 g,川芎 15 g,党参 15 g,益母草 15 g,泽兰 10 g,川牛膝 10 g,炙甘草 10 g。

月经第 1～3 天服。水煎 400 ml,早晚温服,每次 200 ml。

患者补肾调周序贯疗法治疗 1 个疗程,4 月 28 日月经来潮,月经周期缩短为 35 天,经期膜状物减少,大便仍稀,出现经前乳房胀痛,查乳腺有轻度增生,于第三阶段方加山慈菇、土贝母以软坚散结,继续治疗 3 个疗程,测基础体温高温期上升、下降迅速,高温期持续时间 12～14 天。于 9 月 3 日基础体温持续升高 17 天,化验尿早早孕阳性,确诊为妊娠。

按:排卵障碍性不孕症,常应用中药调周序贯疗法,以达到调经助孕的目的。根据本病例基础体温情况监测卵泡发育情况,患者符合黄体功能不健的诊断。黄体功能不健,子宫内膜发育迟缓,不利于孕卵的着床而致不孕。中医辨证属肾阳虚,通过中药调周序贯治疗,调整体内阴阳消长,阴中求阳,使经至有期,卵巢功能正常,以致妊娠。

(孙俊建)

# 第三节　痛经

## 一、西医对本病的认识

妇女正值经期或行经前后,出现周期性小腹疼痛,或痛引腰骶,甚至剧痛晕厥,称为痛经。西医学分为原发性痛经以及继发性痛经。原发性痛经见于内膜管型脱落(膜性痛经)、子宫发育不全、子宫屈曲、颈管狭窄、不良姿态体质、变态反应及精神因素等。继发性痛经常见于子宫内膜异位症、先天性子宫畸形、阴道横膈、盆腔炎症、子宫腺肌病、子宫肌瘤、盆腔静脉淤血综合征及宫内节育器等。

## 二、中医对本病的认识

本病始见于《诸病源候论》,该书"卷之三十七"云:"妇人月水来腹痛者,由劳伤血气,致令体虚,受风冷之气,客于胞络,损冲任之脉……其经血,受风冷,故月水将下之际,血气动于风冷,风冷与血气相击,故令痛也。"本病以经行小腹疼痛,伴随月经周期而发作为其临床特征,属临床常见病。痛经的发生与冲任、胞宫的周期性生理变化密切相关,主要病机在于邪气内伏或精血素亏,更值经期前后冲任二脉气血的生理变化急骤,导致胞宫的气血运行不畅,"不通则痛";或冲任、胞宫失于濡养,"不荣则痛",故使痛经发作。常由肾气亏损、气血虚弱、气滞血瘀、寒凝血瘀、湿热蕴结所致。

## 三、工作室对本病的认识

痛在经期前、初、中多属实;痛在月经将净或经后多属虚。疼痛剧烈、拒按、掣痛、绞痛、灼痛、刺痛多属实;隐隐作痛、坠痛、喜揉喜按多属虚。痛甚于胀,血块排出则疼痛减轻,或刺痛、持续作痛者多为血瘀;胀甚于痛,时痛时止者多为气滞。绞痛、冷痛,得热痛减多属寒;灼痛,得热痛增多为热。痛在两侧少腹病多在肝,痛在腰际病多在肾。痛经的治疗原则,以调理冲任、胞宫气血为主,又须根据不同的证候,或行气,或活血,或散寒,或清热,或补虚,或泻实。痛经治疗还应选择最佳治疗时机。一般来说,实证者应着重在经前5～10天治疗,用药以疏通气血为主,重在解除气机之郁滞和血脉之瘀阻,使气血流畅,通则不痛;虚证者则着重在行经末期和经后3～7天治疗,以养血益精为主,补精血之不足,使胞宫得以濡养,荣则不痛。

## 四、验案举例

病案1:韩某某,女,31岁。初诊:2019年6月19日。

主诉:痛经10余年。

现病史:患者月经初潮14岁,5/(28～30)天,LMP:2019年6月1日,月经第1～2天腹痛难忍伴量多有血块,需服止痛药才能缓解,得温则减。月经第3天月经量增多后腹痛减轻。平素畏寒肢冷,经期畏寒更重,舌淡红略胖,苔腻,脉沉细缓。2019年6月15日B超提示:子宫小肌瘤,大小10 mm,子宫内膜双层厚8 mm。

西医诊断:原发性痛经。

中医诊断:痛经,虚寒挟瘀证。

方药:黄芪 15 g,党参 15 g,吴茱萸 3 g,桂枝 5 g,当归 12 g,川芎 10 g,熟地黄 10 g,枸杞 10 g,鹿角胶 10 g,龟甲 10 g,巴戟天 15 g,鸡血藤 10 g,麦冬 10 g,牡丹皮 10 g,丹参 15 g,茯苓 6 g,炒白芍 10 g。

7 剂,每日 1 剂,水煎服 400 ml,早晚食后温服。

二诊:2019 年 6 月 26 日。

LMP:2019 年 6 月 1 日,现无乳胀。经前宜温通。

方药:当归 10 g,川芎 10 g,鸡血藤 10 g,皂角刺 6 g,香附 10 g,炮附片 5 g,肉桂 5 g,红花 6 g,桃仁 6 g,益母草 15 g,丹参 15 g,乌药 6 g,炒延胡索 15 g,巴戟天 10 g,炙甘草 5 g。

7 剂,每日 1 剂,水煎服 400 ml,早晚食后温服。

三诊:2019 年 7 月 3 日。

LMP:2019 年 6 月 28 日,本月痛经大减,量中,略腰酸。经后宜补益。

方药:黄芪 15 g,党参 15 g,炒白术 10 g,女贞子 10 g,熟地黄 12 g,枸杞 10 g,艾叶 5 g,香附 10 g,川续断 10 g,菟丝子 12 g,墨旱莲 10 g,淫羊藿 10 g,小茴香 5 g,炙甘草 5 g。

7 剂,每日 1 剂,水煎服 400 ml,早晚食后温服。

按:本患经期有块为瘀、喜温为寒、舌嫩为虚,故辨其为虚寒夹瘀之痛经,虚实夹杂是其特征,治以温经散寒化瘀止痛,方以温经汤合艾附暖宫丸加减,故取效甚佳。

病案 2:王某,女,20 岁,未婚。初诊:2020 年 2 月 15 日。

主诉:经行腹痛 6 年。

病史:患者自6年前初潮始经行腹痛,经期第1～3天小腹剧痛,难以忍受,伴呕吐,经量少,挟有血块,血块下后疼痛减轻。月经初潮14岁,(5～7)/(27～30)天。经前1周乳房胀痛。LMP:2020年1月28日。舌淡红,脉细弦。

西医诊断:原发性痛经。

中医诊断:痛经,冲任不足,寒凝胞宫。

治则:温经散寒,理气止痛调经。

方药:当归15 g,川芎10 g,香附10 g,延胡索10 g,党参15 g,炒枳壳15 g,柴胡6 g,玄参10 g,炮姜6 g,甘草5 g。

7剂,每日1剂,水煎服400 ml,早晚食后温服。平素宜避风寒,忌生冷饮食。

二诊:2020年2月22日。

B超提示:子宫附件大小正常。CA125在正常范围内。

方药:炮姜3 g,细辛5 g,肉桂6 g,当归15 g,盐小茴香5 g,制吴茱萸3 g,赤芍10 g,三棱10 g,莪术10 g,木香10 g,全蝎粉2 g。

7剂,每日1剂,水煎服400 ml,早晚食后温服。在预计来月经之前3日始服。

如此治疗3个月经周期后,均未出现经期腹痛,3个月后随访未再复发。

按:寒凝胞宫,不通则痛,故见经期小腹痛、痛甚则块下,块下痛稍缓。

# 五、体会

治疗痛经时最重要的是选药的精准,方中最有特色的当属细

辛的用量,民间有"细辛不过钱,过钱命相连"之说,一般用量在3 g
以下,细辛的毒性成分在汤剂煎煮时会被挥发,故在入煎剂时其
量不必小于其他药物,如仲景诸方中细辛剂量与麻、桂、姜等相
似,但需注意中病即止。

(孙俊建)

# 第四节　产后病

## 一、西医对本病的认识

产妇在产褥期内发生的与分娩或产褥有关的疾病,称为产后病。西医学没有专门产后病一说,该类疾病主要诊断于患者自觉症状,本节我们重点讨论常见的产后病:产后身痛、产后恶露不绝、产后乳腺炎。

## 二、中医对本病的认识

在古代医籍中,对新产疾病颇为重视,不但论述了亡血伤津的情况下产生的"新产三病",即《金匮要略方论·妇人产后病脉证治》所云之"新产妇人有三病,一者病痉,二者病郁冒,三者大便难",而且指出了急重症"三冲""三急"的危害性,如《张氏医通》卷十一所论的"三冲",即冲心、冲肺、冲胃。最常见的新产后产褥期的疾病:产后身痛、产后恶露不绝、产后乳痛。产褥期间,出现肢体、关节酸痛、麻木、重着者,称产后身痛,亦称产后遍身疼痛、产后关节痛。本病始见于《诸病源候论》,该书"卷之四十三"云:"产则伤动血气,劳损脏腑,其后未平复,起早劳动,气虚而风邪乘虚伤之,致发病者,故曰中风。若风邪冷气,初客皮肤经络,疼痹不仁,苦乏少气。"本病主要发生在产褥期内,与产褥生理密切相关,是产后常见病之一。西医学风湿热、类风湿引起的产褥期关节疼痛可参照本病辨证论治。产后恶露不绝是指产后或人工流产或引产术后,或药物流产后子宫复旧不全、恶露淋漓不净超过 10 天者。冲为血海,任主胞胎,恶露乃血所化,血源于脏腑而注于冲任。产后恶露不绝实乃产后调理失宜,脏腑虚损、冲任不固所致。产后恶露不绝或因产时伤其经血,虚损不足,不能收摄,或因新产后百节空虚之时恶血浊液应去未去,瘀血内停于胞宫。若恶露上攻则血晕闷绝,若日久不愈或渐成虚劳,或化热内蕴,或癥瘕积聚而致产后腹痛等病。产后乳痈相当于西医的急性化脓性乳腺炎,多见于初产妇,以产后3～4周多见,初期表现为乳房肿胀疼痛,患处出现压痛性硬块,表面皮肤红热,或伴有发热等全身症状。若治疗不当,易酿热成脓,表现为乳房胀痛加重,疼痛呈搏动性,患者可有寒战、高热、脉搏加快等表现。患侧腋窝淋巴结常肿大,并有压痛。肿块常在数日内软化形成脓肿,表浅的脓肿可触及波动。乳痈的病机为乳汁淤积,郁热于内,感受外邪所致。产后乳痈的治疗需注重"未病先防、既病防变"。做好产后调护宣教,指导产妇正确、卫生地哺乳,可以在一定程度上预防产后乳痈的发生。在乳痈发病初期则需中药理气通络、清热散结治疗,尽量避免发展到成脓期。

## 三、工作室对本病的认识

《张氏医通》提出产后"三急":"产后诸病,惟呕吐、盗汗、泄泻为急,三者并见必危。"由于现代医院生产条件的改善,目前产后三急一般常见于产科病房,中医介入的机会少。我们临床上常诊治的是产褥期及产后的一些疾病,如产后身痛、产后恶露不绝、产后乳腺炎等。产后病的发病机制可以概括为三个方面:一是失血过多,亡血伤津,虚阳浮散;二是瘀血内阻,气机不利;三是产后饮食房劳所伤。这些因素均可导致产后身痛、产后恶露不绝、产后乳痛。总之,产后百节空虚,腠理不实,卫表不固,摄生稍有不慎便可发生各种产后疾病。产后病的治疗原则:勿拘于产后,勿忘于产后。

# 四、验案举例

病案 1:安某,女,32 岁。初诊:2019 年 1 月 6 日。

主诉:产后四肢关节疼痛 1 月余。

现病史:患者 1 个多月前足月顺产,产后胎盘不下,行人工手法剥离,产后恶露淋漓至今,每日出血同月经量,伴腰酸腹胀,偶有小腹坠痛。妇科 B 超示:产后子宫宫腔积液。纳可,眠差,小便清长,大便干。舌淡少苔,脉沉细弱。

西医诊断:产后病。

中医诊断:产后身痛,气虚血瘀证。

方药:黄芪 30 g,党参 15 g,麦冬 10 g,五味子 5 g,菟丝子 12 g,当归 15 g,川芎 10 g,益母草 15 g,桃仁 6 g,炮姜 5 g,荆芥炭 10 g,鹿角 5 g,熟地黄 12 g,茜草炭 10 g,酒萸肉 12 g,棕榈炭 10 g,赤芍 10 g,砂仁 5 g,瓜蒌 10 g,炙甘草 5 g,盐杜仲 10 g,独活 6 g,川续断 15 g。

7 剂,每日 1 剂,水煎服 400 ml,早晚食后温服。

二诊:2019 年 1 月 13 日。

服药后患者自诉恶露干净,腰痛明显好转,仍有关节疼。舌脉同前。前方减酒萸肉、茜草炭、荆芥炭、棕榈炭,加酒苁蓉 10 g,龟甲 10 g,防风 5 g,桑寄生 15 g,巴戟天 10 g,牛膝 10 g,7 剂,每日 1 剂,水煎服 400 ml,早晚食后温服。

三诊:2019 年 1 月 20 日。

诸症缓解,二便调,舌脉同前。前方减酒苁蓉、益母草,加鸡血藤 15 g,麦冬 10 g。14 剂,每日 1 剂,水煎服 400 ml,早晚食后温服。

按:《经效产宝·产后中风方论》中道"产伤动血气,风邪乘之。"由于发病部位不同,常表现为产后腰腿痛、产后关节痛、产后足跟痛等。产后气血亏虚,经胞二脉失养或素体虚弱,腠理不密、营卫失调,或感受风寒湿之邪乘虚而入,以气血两虚为根本,贯穿始末。产后身痛虽为外邪所至,但究其内因,实为产后气血俱虚,尚宜调理气血而为之。

病案 2:王某,女,34 岁。初诊:2019 年 9 月 23 日。

主诉:剖宫产术后恶露淋漓不净 2 个月。

现病史:患者于 2 月前足月行剖宫产术,术后恶露时断时续淋漓至今,时多时少,量多时同月经量,量少时每日 1 片护垫即可,色暗,来诊时阴道少许出血,色淡红,伴小腹坠胀,神疲乏力,食欲差,乳汁尚可,二便调。舌淡苔薄白,脉沉细弱。我院 B 超示:产后子宫宫腔少量积液。

西医诊断:子宫复旧不全。

中医诊断:产后恶露不绝,气血虚弱兼夹血瘀证。

治则:益气养血,化瘀生新。

方药:当归 10 g,川芎 10 g,益母草 15 g,桃仁 6 g,炮姜 5 g,大血藤 15 g,牡丹皮 10 g,血余炭 10 g,茜草炭 10 g,红花 3 g,马齿苋 20 g,焦山楂 15 g,黄芪 15 g,蒲黄 10 g。

5 剂,每日 1 剂,水煎服 400 ml,早晚食后温服。

二诊:2019 年 9 月 27 日。

患者自诉服药后阴道出血明显减少，但仍少许出血，淋漓不止。舌脉同前。效不更方，上方续进 7 剂，服法同前。

三诊：2019 年 10 月 21 日。

患者自诉上药服完后恶露即止，现感神疲乏力，腰酸隐隐，大便略干，胃纳欠佳，乳汁尚可。舌淡，苔薄，脉细弱。患者恶露已净，但仍为气血亏虚之象，故加强益气养血、补肾填精之药。前方减大血藤、马齿苋、血余炭，加太子参 15 g，龟甲 10 g。7 剂，每日 1 剂，水煎服 400 ml，早晚食后温服。

四诊：2019 年 10 月 28 日。

患者自诉近 3 天见粉色白带，腰酸胀，食欲尚可，舌脉同前。前方减川芎、益母草，加巴戟天 10 g。再服 7 剂，服法同前。

五诊：2019 年 11 月 4 日。

患者自诉恶露已净 4 天，复查妇科超声，结果示宫腔积液已消失。

按：虽然产妇分娩时用力耗气、元气亏损不假，但若导致恶露不绝者，多由产时或产后出血过多，阴血俱虚无以生气、载气所致，故气血亏虚应为主要证型。此类患者治疗重在补益气血、扶正固本，并配以化瘀止血之品。

病案 3：房某，女，29 岁。初诊：2019 年 10 月 29 日。

主诉：产后 40 天，乳房胀痛 5 天。

现病史：患者 40 天前分娩后乳汁少，乳汁丰富后不通畅。5 天前乳房胀痛明显，触之有硬结，今日感恶寒发热，大便秘结，舌红，苔薄舌根黄，脉沉细数。

西医诊断：产后乳腺炎。

中医诊断:产后乳痈,气机郁结,郁而化热。

治则:理气通络,清热散结。

方药:蒲公英 15 g,金银花 12 g,连翘 10 g,浙贝 10 g,夏枯草 10 g,路路通 10 g,漏芦 10 g,瓜蒌 10 g,肉苁蓉 10 g,皂角刺 6 g。

水煎服 400 ml,早晚温服,每次 200 ml。,另嘱其用蒲公英 500 g,夏枯草 100 g,煎汁外敷患处,嘱其勤吸乳。

二诊:2019 年 11 月 5 日。

服药 5 剂后身热已退,乳房肿块渐消,仍感乳胀,大便正常。前方减皂角刺、肉苁蓉,加通草 5 g,鹿角 10 g。连服 7 剂。7 日后患者诉乳房胀痛消失,乳汁通畅自如,继服前方 7 剂,服法同前。

按:乳痈的病机,虽然有肝郁化火、胃热壅滞、乳头损伤、感染邪毒,或产后正虚,感受外邪等,但总的来说均属乳房阳热的病变。

# 五、体会

产后身痛虽与感受风寒邪气有关,究其根本在于产后气血骤虚,经络失养而疼痛,治疗重在补肝肾、益气血。常用药物独活、桑寄生祛风除湿、通痹活络,牛膝、杜仲补肝益、强筋骨,四物汤养血补血,党参、甘草益气扶脾,龟甲滋补肾阴,少许防风等祛外风,用量不宜过大,防止生发太过,标本兼治,合为扶正祛邪。

产后恶露不绝多由于气血亏虚,用药一般以黄芪、白术、党参健脾补气,当归、鸡血藤养血活血,川芎活血行气,引药下行入胞宫,益母草、桃仁活血化瘀,以防留滞,血余炭、马齿苋、焦山楂等清热凉血止血。止血滋阴药大多偏凉,故加入炮姜、巴戟天等温通血脉。患者出血日久,恐有留瘀化热之患,故加入大血藤、败酱草之类清热解毒,牡丹皮凉血泄热有"未病先防"之意。

　　产后乳痈相当于西医的急性化脓性乳腺炎,多见于初产妇,初期表现为乳房肿胀疼痛,患处出现压痛性硬块,表面皮肤红热,或伴有发热等全身症状。产后乳痈的治疗需注重"未病先防、既病防变"。做好产后调护宣教,指导产妇正确、卫生地哺乳,可以一定程度上预防产后乳痈的发生。而在乳痈发病初期则需中药理气通络、清热散结治疗,尽量避免发展到成脓期。乳痈本是局部的病变,但由于乳房与足厥阴肝经、足阳明胃经有连属的密切关系,肝藏血而主一身之气机的疏泄,胃为五脏六腑之海,五脏六腑皆禀气于胃;因此,乳痈的发生,不仅乳房局部掀热肿痛,而且有发热、恶寒等全身症状。用药以蒲公英、金银花之类清热解毒;夏枯草、浙贝、皂角刺软坚散结;王不留行、路路通等配伍能活血散瘀、通行经络。对乳痈的治疗,既要从整体着眼,仔细辨证治疗,又要针对局部的具体情况,采取不同的外治之法。局部红肿者常用蒲公英、夏枯草煎汁外敷,如此内服外敷同用,标本并治,疗效遂意。

　　　　　　　　　　　　　　　　　　　　　　　　（孙俊建）

# 第五节 女性盆腔炎

## 一、西医对本病的认识

女性盆腔炎是指女性内生殖器及其周围的结缔组织、盆腔腹膜发生的炎症，为妇科常见病。主要包括子宫内膜炎、输卵管炎、输卵管卵巢脓肿、盆腔腹膜炎等。炎症可局限于一个部位，也可累及几个部位同时发病。按其发病过程、临床表现可分为急性与慢性两种。西医病因：由于分娩、流产后，宫颈口闭合不好，如分娩造成产道损伤或胎盘、胎膜残留等，病原体侵入宫腔引起感染；宫腔内手术（如人工流产、放置宫内节育器、输卵管通液术、子宫输卵管造影术、宫腔镜检查等）时消毒不严格，或术前适应证选择不当，或生殖道原有的慢性炎症，经手术干扰而引起急性发作并扩散；或因经期不注意卫生，可使病原体乘机侵入引起炎症；不洁性生活史、多个性伴侣，早年性交、性交过频者，可使性传播的病原体入侵引起盆腔炎症。西医治疗一般予抗生素静脉滴注或口服治疗。

## 二、中医对本病的认识

女性盆腔炎属于感受外界邪气引起的女性常见病。一般常于女性月经前后发作或加重。属于中医"热入血室"。《金匮要略》记载："妇人中风，七八日续来寒热，发作有时，经水适断，此为热入血室，其血必结，故使如疟状，发作有时，小柴胡汤主之。"所谓血室，历代注家看法不同。有的说是冲脉，有的说是肝脏，有的说是子宫。从临床实践出发,认为血室实际上是指以胞宫为主体,包括与其相连属的冲任二脉以及脏腑等围绕妇女月经的综合性功能的概念。女性盆腔炎属于妇人腹痛的范畴,中医治疗慢性盆腔炎有优势。"热入血室"之病因病机,多为患者平素多有情志不遂,肝木不达,经水或新产,血海空虚,风寒或邪热乘虚而入,热与血相搏,正邪交争,不得外解,瘀阻胞宫而致。

## 三、工作室对本病的认识

女性盆腔炎因经行产后,正气亏虚,胞门未闭,风寒湿热之邪或虫毒等乘虚内侵,与冲任气血相搏结,蕴积于胞宫。病情反复进退,耗伤气血,以致虚实错杂,缠绵难愈。盆腔炎性疾病后遗症最易侵害输卵管,造成输卵管阻塞,在治疗这类虚实夹杂的疾病时,先祛除外邪,暴露疾病的本质,早期以祛邪为主,调补为次,后期攻补兼施。

## 四、验案举例

金某,女,37岁,初诊:2019年2月12日。

主诉:反复下腹坠胀疼痛7年。

病史:反复下腹胀痛7年,劳累后加重,伴月经经期延长,月经淋漓10余日,每次于医院静脉滴注抗生素治疗,症状稍缓解,下腹胀痛常于月经前后加重。LMP:2019年2月8日。患者孕1产0,7年前人工流产1次,术后半月有同房史。刻下症见:腹痛难忍,仍有淋漓出血,痛苦貌,面色萎黄,疲倦易困,乏力纳差,舌淡,苔略黄腻。

西医诊断:女性盆腔炎。

中医诊断:妇人腹痛,热入血室证。

治则:疏肝补气、清热解毒止痛。

方药:黄芪 15 g,党参 15 g,牡丹皮 10 g,赤芍 10 g,葛根 15 g,山萸肉 10 g,茜草炭 10 g,龟甲 10 g,大血藤 15 g,败酱草 15 g。

7 剂,水煎 400 ml,早晚温服,每次 200 ml。

二诊:2019 年 3 月 12 日。LMP:2019 年 3 月 10 日,月经量多,下腹坠痛,感身体燥热,伴嗓子干痒、干咳,全身乏力疲倦,舌暗红苔黄腻,脉沉滑。前方减败酱草,加桑叶 10 g,柴胡 10 g,黄芩 10 g,浙贝 10 g,连翘 10 g,益母草 15 g,天花粉 5 g。7 剂,水煎 400 ml,早晚温服,每次 200 ml。随后诸症大减。

# 五、体会

女性盆腔炎是已婚女性的常见病,发病率较高,一般急性期伴随发热与血象升高,所以急性期给予抗生素足量、足疗程治疗,待急性病情控制后,患者一般都会遗留慢性盆腔痛的症状,迁延反复,形成女性慢性盆腔炎。慢性盆腔炎的治疗用抗生素治疗效果不佳,反而引起各种不适症状。中医治疗急性期一般予清热解毒药与补气药配合,关键用药大血藤、败酱草,可败毒消痈、活血通络,藤类药通经络血脉,现代研究发现败酱草有抗菌、抗病毒作用。目前西医将慢性盆腔炎修订为盆腔炎性疾病后遗症,也就是急性期控制后遗留下来的盆腔慢性炎症,慢性期中医治疗一般会加入柴胡、香附等疏肝药物及鸡血藤、益母草、当归等养血活血之品,旨在病久理气化瘀通络止痛。

(孙俊建)

# 第四章　男科疾病

## 第一节　前列腺炎

### 一、西医对本病的认识

前列腺炎是由多种复杂原因和诱因引起的与炎症、免疫和神经内分泌相关的病理变化。其临床表现多样,主要为尿道刺激症状和慢性盆腔疼痛,如排尿时有烧灼感、尿急、尿频、疼痛,会阴、耻骨上区、腹股沟区、生殖器疼痛不适等症。约50%的男性在一生中的某个时期会受到前列腺炎的影响,其中50岁以下的成年男性患病率较高。根据发病原因分为急性细菌性前列腺炎、慢性细菌性前列腺炎、无菌性前列腺炎和无症状性前列腺炎。前列腺炎的发病原因可能是患者平时性生活不规律,引起前列腺处于反复与持续不断的充血和水肿状态,导致前列腺液及代谢产物不能有规律地排出,从而出现尿频、尿急、尿痛等症状,还可能是久坐、长时间的骑跨动作,引起前列腺腺管阻塞,受炎症刺激的前列腺会出现增生水肿,导致尿道受到压迫,从而引起尿等待、尿不尽等症状。治疗一般使用盐酸环丙沙星片、氨苄西林胶囊、塞来昔布胶囊等药物进行治疗,若病情加重,则需要采取切开引流术、前列腺穿刺排脓术、经尿道前列腺电切除术等手术方法进行治疗。建议患者坚持适当的活动,有利于改善血液循环,增强机体抵抗力,注意局部保暖,可降低肌肉痉挛张力,可以有效预防前列腺炎的发生,治疗期间避免进食生冷、辛辣、刺激性食物,比如麻辣火锅、辣椒、冰激凌等,同时应遵医嘱定期复诊,出现症状加重时应及时就医。

## 二、中医对本病的认识

根据前列腺炎的临床表现,可将其归于中医"精浊""白淫""白浊"等范畴。古籍中有较多关于本病的论述。《素问·痿论》云:"思想无穷,所愿不得,意淫于外……及为白淫。"该文记载前列腺炎的病因与情志失调相关。《奇经八脉考·带脉为病》言:"白淫者……本于阴虚阳竭,营气不升,经脉凝涩,卫气下陷,精气积滞于下焦奇经之分,蕴酿而成。"该文指出前列腺炎属下焦,为虚实夹杂之证。《诸病源候论·虚劳小便白浊候》曰:"劳伤于肾,肾气虚冷故也……胞冷肾损,故小便白而浊也。"该文指出前列腺炎的病位在肾,病机以肾虚为主。《景岳全书·淋浊》言:"有浊在精者,必由相火妄动,淫欲逆精……移热膀胱,则溺孔涩痛,清浊并至……及其久也,则有脾气下陷,土不制湿……"该文指出前列腺炎与脾、肾、膀胱关系密切,初病多为肾虚、膀胱热,久病则多见脾虚湿盛。

## 三、工作室对本病的认识

前列腺所产生的前列腺液是男性精液的成分之一,与男性生殖功能密切相关。《素问·生气通天论篇第三》:"阳气者,精则养神,柔则养筋。"前列腺炎的整个治疗病程中,均需以适量温通之品固护脾肾。另一方面,我们不论治疗慢性前列腺炎还是其他疾病,都要以联系的、动态的观点看待疾病的发展。遇到那些经久不愈的慢性前列腺炎患者,就要考虑其并发症对临床疗效的影响。

## 四、验案举例

朱某,男,66岁。初诊:2023年5月9日。

主诉:尿频、尿不尽伴腰痛2月余。

病史:患者2月前因尿频、尿不尽于外院就诊,西医确诊为"慢性前列腺炎、泌尿系感染",给予西药治疗(具体不详),症状稍缓解,但仍感会阴部不适,偶伴遗精,尿频时发伴腰痛,夜尿频,今日来诊,诉求中医治疗。纳可,大便正常,舌质略暗红,苔薄。

西医诊断:慢性前列腺炎。

中医诊断:癃闭,肾阳不足证。

治则:补肾阳,涩精止遗。

方药:小茴香5 g,吴茱萸5 g,苦参10 g,浙贝10 g,砂仁6 g,乌药20 g,萆薢20 g,地龙10 g,马鞭草10 g,牛膝15 g,金樱子20 g,芡实20 g。

连服14剂,每日1剂,水煎服400 ml,早晚食后温服。

二诊:2023年5月24日。

尿频好转,腰痛改善,仍有尿不尽感,前方减金樱子,加虎杖20 g,菟丝子15 g。连服14剂,每日1剂,水煎服400 ml,早晚食后温服。

三诊:2023年6月7日。患者诸证均好转,上方继续服用,巩固治疗两周。

按：该患者为老年男性，肾阳不足，故适当加入菟丝子、牛膝等温肾阳、强腰脊药物。

## 五、体会

精室，即男子之胞，是男性特有的生殖器官，由肾所主并与冲任相关。国医大师王琦在《中医藏象学》中阐述道："精室有促成生殖之精成熟、藏精、生育以及贮藏和排泌精液等功能。"西医之前列腺炎病变部位即在精室。精室的生理功能直接受主生殖的肾所调控，精室得养赖于肾阳的温煦、肾阴的滋养、肾精的充实以及肾气的推动。"阳气者，精则养神，柔则养筋"，用药时兼顾肾阴肾阳的平衡制约。该病关键用药为乌药、地龙、马鞭草、吴茱萸。乌药《证类本草·卷十三·乌药》云："乌药主膀胱肾间冷气攻冲背膂……炙碾煎服，能补中益气，偏止小便滑数。"其味辛温，除"止小便滑数"之外，不伤阳气。《本草逢源·卷四·虫部·蚯蚓》云："地龙解湿热，疗黄疸，利小便，通经络……小便暴秘不通，亦宜用之。"。《本草述钩元·卷二十七·虫部·白颈蚯蚓》云"老人尿闭"及"劳复卵肿"诸症。《证类本草·卷十一·马鞭草》云："马鞭草主癥癖血瘕，久疟，破血……通月经，治妇人血气肚胀，月候不匀……葛氏治卒大腹水病……治男子阴肿大如升，核痛，人所不能治者"，可知马鞭草能破血而除癥瘕，利水而达阴器。吴茱萸既能入气，又能入血，是下气散郁、活血化瘀、通窍利尿之良药。

（孙俊建　顾景辉）

# 第二节　性功能障碍

## 一、西医对本病的认识

性功能障碍一般来说包括阴茎勃起功能障碍及早泄。阴茎勃起功能障碍是指阴茎持续不能达到或维持足够的勃起以完成满意的性生活,病程达 3 个月以上。阴茎勃起是一个复杂的心理-生理过程,本质上是高级中枢控制下的一系列神经血管活动。阴茎勃起功能障碍包括心理性、器质性和混合性三类,其中器质性阴茎勃起功能障碍从病因学上又分为神经性、血管性、内分泌性。早泄是指性生活过程中总是或几乎总是在进入阴道后 1 分钟内甚至进入前射精,且控制或延迟阴道内射精的能力下降,每次或几乎每次均不能在射精来临时抑制精液射出,并产生负面情绪,例如焦虑、沮丧、苦恼或排斥进行亲密性行为。对于心理问题、夫妻感情问题引起的性功能障碍,应积极帮助患者克服心理恐惧、增进夫妻感情。对于身体疾病引起的性功能障碍,应积极治疗身体原发疾病,治疗方法主要包括心理治疗、药物治疗等。阴茎勃起障碍的患者可用 5 型磷酸二酯酶抑制剂治疗,以改善患者的阴茎勃起异常。其他常用的药物包括枸橼酸西地那非,在性交前 1 小时服用;盐酸他达拉非,可达 36 小时;盐酸伐地那非,在性交前 25～60 分钟使用。早泄的治疗药物可口服选择性 5-羟色胺再摄取抑制剂、5 型磷酸二酯酶等药物,外用利多卡因喷雾剂,可以降低阴茎皮肤的敏感度,能更好地控制射精。

## 二、中医对本病的认识

男性性功能障碍中医称为"阴痿""不起""阴器不用""阳痿"等。明代《慎斋遗书》首见"阳痿"病名。阳痿之病,在古代诸多医家中,多认为是先天肾气不足,或房劳伤肾,或命门火衰所致。肝主藏血、主疏泄,如所愿不遂,情志不舒,肝郁气滞,则肝失疏泄及肝藏血的功能减退或异常。古代医家认为,宗筋的勃起有赖于气血运行的正常。如出现各种原因影响到气血的运行,则均可导致阳痿的发生。治疗这部分阳痿患者,应从阳痿的基本病机入手,其病位在肝、在肾,肝郁是基础,肾虚、阳痿是外在表现。《景岳全书》:"凡思虑、焦劳,忧郁太过者,多致阳痿……凡惊恐不释者,亦致阳痿。"《黄帝内经》曰:"肝气衰,筋不能动……"《素问》曰:"水生咸,咸生肾,肾生骨髓,髓生肝。"阴茎为宗筋所聚,肝主宗筋,肝之经脉绕于阴器。说明肝肾功能在生理、病理上是密切相关的,既"肝肾同源"学说。"早泄"一词最早见于明代的《广嗣纪要》,其中写到"若男情已至,而女情未动,则精早泄,谓之孤阳。"但是这里的早泄也不作为病名,只是症状的一种描述。《秘本种子金丹》记载:"男子玉茎包皮柔嫩,少一挨,痒不可当,故每次交合,阳精已泄,阴精未流,名曰鸡精。"简而言之,历代医家认为早泄多责之于肾,可伴有肝胆湿热,多为本虚标实,肾精宜补、宜藏,不宜动扰太过,其主要病机为肾气、肾阳亏虚,失于固摄,精液滑泄而出,故发为"早泄",治疗多以温补肾阳、涩精固脱为主。

## 三、工作室对本病的认识

《格致余论·阳有余阴不足论》记载:"主闭藏者,肾也;主疏泄者,肝也。"肾精充盛,有精可排;肝血充盛,排精有制。肾藏精,肝藏血,精血可由水谷精微化生和充养,精能生血,血能化精,精血同源,肝肾同源,功用相依,精不足,化血乏源,则易致阴血亏虚,不能充盈柔养脉道,经脉阻塞难通,血液运行失畅而生瘀。肝在体为筋,宗筋聚而成前阴,前阴的功能与肝密切相关。肝疏泄失常,气机郁结,不能推动血行,瘀滞精道,失于濡养,脏腑功能受损,则精液开泄难控,故用药在补肾的同时佐以疏肝柔肝、活血化瘀之品。同时考虑到本病很多因素与情志相关,调情志除疏肝之外,养心开心窍也非常关键。

## 四、验案举例

梁某,男,33 岁,初诊:2022 年 1 月 28 日。

主诉:射精过快 10 余年。

病史:述自有性生活起射精时间较快,通常在 15 s 以内,甚至未入即泄,勃起硬度欠佳,晨勃较少,性欲低下。刻下症见:心情低落,偶腰骶部、小腹、会阴部胀痛,自汗,纳眠可,偶见尿频,无夜尿,大便调。舌紫暗,舌下络脉迂曲增粗,舌边有瘀斑瘀点,苔白,脉细涩。

西医诊断:原发性早泄。

中医诊断:早泄,肾虚血瘀证。

治则:补肾调和阴阳,活血化瘀。

方药:盐巴戟天 30 g,菟丝子 15 g,金樱子 15 g,锁阳 20 g,芡实 30 g,五味子 10 g,车前子 10 g,丹参 15 g,黄柏 15 g,沙苑子 15 g,炒白芍 10 g,郁金 10 g,石菖蒲 10 g。

连服 7 剂,每日 1 剂,水煎服 400 ml,早晚食后温服。

二诊:2022 年 2 月 4 日。

患者诉服药后自觉精神状态明显好转,性欲改善,自汗减轻,大便稍稀,仍感尿频。舌脉同前。前方减锁阳、车前子,加覆盆子 10 g,莲子 10 g。连服 14 剂,每日 1 剂,水煎服 400 ml,早晚食后温服。

三诊:2022 年 2 月 20 日。

诉性生活时间可达 5 分钟,自觉无腰酸腰痛、自汗、尿频等不适,小便略黄,舌淡红稍暗,苔薄黄,脉滑。前方减金樱子、莲子,加知母 5 g,莲须 5 g。连服 14 剂,每日 1 剂,水煎服 400 ml,早晚食后温服。

四诊:2022 年 3 月 5 日。

患者自诉神清气爽,诸症消失,纳眠可,二便调。守前方,嘱患者此次服药结束后无须复诊,平素加强锻炼,勿动欲太过,如有不适,及时就诊。

按:本病患者无明显诱因出现射精时间快,诊断明确,属原发性早泄,患者平素劳累过度,工作压力大,耗伤肾气,先天之精不足,加上后天精气耗损过多,肾气亏虚、精关失固是其根本原因,治疗当以益肾固精为要。舌紫暗,且久病多夹瘀,考虑患者肾虚与血瘀并存,故佐以活血化瘀之品。特别指出的是,方药中莲子、莲须同出一物,均可清心安神涩精,莲子偏补,莲须偏清,患者前期用莲子,三诊去莲子改莲须,因小便略黄、舌苔薄黄,考虑有心火稍旺盛,且莲须为"涩精要药",去莲子故改予以莲须清心火。

## 五、体会

随着现代生活节奏加快,生活压力增大,男性性功能障碍者不在少数。"阳气者,精则养神,柔则养筋",治疗男性性功能障碍顾护肾阳很重要。常用方药有巴戟天、锁阳、覆盆子、莲子、芡实、白芍、石菖蒲、郁金,这些都是治疗该病的关键药物。现代药理研究也发现巴戟天、锁阳可降低下丘脑-垂体-性腺轴对性刺激的敏感度,增强性活力,进而延长射精时间。《雷公药性赋》示"覆盆子,养精最烈",覆盆子可温肾固精缩尿,温阳而不伤阴,阴阳同调。芡实与莲子相合,共奏温补脾肾、涩精缩尿之功。白芍柔肝,肝柔则气机通畅。方中覆盆子、车前子、沙苑子、五味子平补阴阳,有五子衍宗丸之义;菖蒲开窍醒神,郁金行气解郁,二药伍用,相互促进,解郁开窍,在治疗性功能障碍时,在补肾养肝的基础上加上确有"提纲挈领"之效。

(孙俊建　顾景辉)

# 第五章　儿科疾病

## 第一节　小儿过敏性鼻炎

### 一、西医对本病的认识

小儿过敏性鼻炎又称小儿变应性鼻炎,多由接触过敏源后在鼻腔局部黏膜内引发免疫球蛋白E(IgE)介导的Ⅰ型变态反应,其临床症状主要为阵发性喷嚏、流清涕、鼻痒、鼻塞等,常伴有眼涩、眼痒、流泪等症状,为儿科常见病、多发病之一。近年来随着全球经济的发展及环境污染等问题,其发病率也呈逐渐上升的趋势,不同地区儿童患病率在 7.8%~48%。目前西医治疗本病多采用抗组胺药物、激素、抗白三烯药、鼻内减充血剂、肥大细胞膜稳定剂等药物及免疫疗法进行治疗,虽能暂时缓解症状,但停药后易于复发,长期用药容易出现不良反应,如糖皮质激素有潜在影响儿童生长发育的风险,远期治疗效果不理想。

### 二、中医对本病的认识

过敏性鼻炎在中医典籍上并未记载,而是属于"鼻鼽""鼻嚏""鼻水"等范畴,最早记载于《礼记·月令》:"季秋行夏令……民多鼽嚏。"《诸病源候论》言:"肺气通于鼻,其藏有冷……津液不能自收。"现代医家认为本病多由脏腑不足,正气不能抵御外邪,以致皮毛被束,阳气无从泄越,故喷而上出为嚏。《素问·阴阳应象大论篇》曰:"故积阳为天,积阴为地。阴静阳躁,阳生阴长,阳杀阴藏。阳化气,阴成形。"提出"阳化气,阴成形"的理论。本病多有禀赋因素,小儿为稚阳之体,肺脾肾常虚。肺主皮毛,主气司呼吸,开窍于鼻,故鼻为肺之门户。小儿肺气虚,卫阳不足,外邪侵袭,则肺宣发肃降功能失司,通调水道功能不利,停积为涕,涓涓而下,不可遏止。脾阳虚,阳化气不足,津液不能正常输布及排泄,使痰湿内郁,上扰清窍,则鼻胀、头昏头重、鼻黏膜苍白水肿。患儿由于"阳化气"功能不足,脏腑功能减退,脾虚不能升清化浊,气虚不能推动津液运行,致使津液不能正常输布与排泄,导致"阴成形"太过,阴津凝敛成形过度,进而生成水饮、痰浊等病理产物。《素问.至真要大论》云:"诸病水液,澄澈清冷,皆属于寒",阳气不足,阴寒偏胜。《景岳全书·胁痛》云:"凡人之气血,犹源泉也,盛则流畅,少则壅滞,故气血不虚则不滞,虚则无有不滞者。"水湿、痰浊等病理产物,滞留体内,伏于鼻络,日久不化。阳气不足,亦可致血行不畅,形成血瘀,症见鼻黏膜红肿,鼻甲肥大,腺样体肥大等。

## 三、工作室对本病的认识

西医研究证实小儿过敏性鼻炎属于Ⅰ型变态反应。其致病因素种类繁多,有研究表明小儿过敏性鼻炎的发病与环境因素、遗传因素及个体营养状况等密切相关。本病虽然起于肺,但与脾、肾阳气亏虚,气化不足密切相关,脾肺肾虚日久导致痰饮留伏,痰饮隐伏于鼻窍,形成宿疾。治疗本病,需要先鉴别机体阴阳的多寡,治病求本,阳虚者温阳,阴实者消阴,阳虚阴实者温阳兼以消阴。对于小儿病的治疗,辨证是施治的基础。因个人体质不同或疾病所处不同发展时期和不同治疗阶段,治疗时宜辨清机体阴阳寒热虚实,避免过用温药或过用寒凉药,适时扶阳与消阴,调和少阳枢机,方能取得满意疗效。

## 四、验案举例

何某某,男,9岁,初诊:2022年10月14日。

主诉:季节性鼻塞、流涕3年,加重2天。

病史:患者3年前受凉后出现鼻塞、鼻痒,喷嚏,流清涕,偶有晨起咳嗽,无发热、皮疹等,于医院诊断为过敏性鼻炎,予孟鲁司特钠咀嚼片及外用糖皮质激素喷雾剂等治疗,症状可缓解,但易反复发作。2天前小儿着凉后再次出现喷嚏不止,伴鼻塞、鼻痒、流清涕,西医治疗效果不明显,现来诊要求中药治疗。刻下症见:鼻痒、鼻塞流涕,喷嚏不止,咳嗽、咳痰,痰色白,纳差,二便调。舌红,苔白腻,脉沉细。

西医诊断:小儿过敏性鼻炎。

中医诊断:鼻鼽,阳虚外感,风邪侵袭证。

治则:温阳解表祛风,宣通鼻窍。

方药:柴胡6 g,桂枝8 g,防风8 g,辛夷6 g,羌活8 g,黄芩6 g,干姜4 g,乌梅10 g,甜叶菊1 g。

连服14剂,每日1剂,水煎服400 ml,早晚食后温服。

二诊:2022年10月28日。

鼻塞、流涕症状明显改善。舌淡红,苔白腻,脉弦滑。前方加楮实子 8 g。连服 14 剂,每日 1 剂,水煎服 400 ml,早晚食后温服。

三诊:2022 年 11 月 11 日。

患者服药后上症皆去,闻及油烟味偶有喷嚏,晨起畏风,纳眠可,二便调,舌淡红苔薄白,脉偏细滑。以益气固表,调和营卫为主,前方减乌梅,加白术 10 g,陈皮 5 g,鹅不食草 6 g。连服 14 剂,每日 1 剂,水煎服 400 ml,早晚食后温服。

嘱注意生活调护和适当锻炼。后随访至 2013 年 4 月,患儿过敏性鼻炎未再复发。

按:小儿过敏性鼻炎初期治疗主张温阳疏风、和解散寒、生津敛阴,以柴胡桂枝干姜汤为基础方,加入祛风通鼻窍之辛夷、羌活温阳解表。小儿过敏性鼻炎多在少阳,为半表半里证,少阳为枢,不仅是表证传里的枢机,也是三阳病传入三阴的枢机,柴胡、桂枝、干姜和解少阳兼治脾肺寒。三诊时患儿过敏性鼻炎症状已明显改善,加陈皮、白术以健运脾胃,顾护中焦脾土,培土生金。同时嘱患儿及家属做好生活调护,顺应自然,养自身正气,达治未病之效。

## 五、体会

小儿过敏性鼻炎若是经久不愈,反复发作,有增加诱发儿童期哮喘、鼻窦炎、中耳炎等并发症的风险,西医治疗病情反复,停药复发,中医中药有其独特临床疗效。小儿过敏性鼻炎多由肺脾两脏不足,外感六淫之邪为主要病因病机,结合临证经验,要合“三因制宜”“脏腑辨证”“未病先防”于一体而诊之,既能基于小儿个性化特点辨证,又能熟谙脏腑机理发病特点和转化规律,标本同治,顾护肺卫之气、中焦脾土,扶正祛邪,祛邪而不伤正,做到随拔随应。注重未病先防,顺应自然的生活调护,方能起到正气盛邪不可犯之效。本病关键用药羌活与防风气薄性升,以升阳为主,同时配合乌梅防止药性过燥。小儿多嗜食生冷寒凉,伤及脾胃,用白术、陈皮顾护脾胃,辛夷、鹅不食草辛温通鼻窍,用量宜轻防止燥烈,在使用鹅不食草时,有走串之气上行,刺激心胃,部分人会出现上腹痛,或者心痛,切记要加护胃之剂,或佐收敛之味如乌梅、炙甘草等。

(孙俊建)

# 第二节 小儿多动症

## 一、西医对本病的认识

小儿多动症又称为注意缺陷多动障碍,是一种发生在儿童期和青少年期较为常见的儿童期神经发育障碍疾病。该病发病原因和发病机制目前尚未明确,研究认为引发该病的原因系多种因素相互作用的结果。该病的临床表现以注意力不集中、活动过度和冲动行为为特征,属于精神医学中的破坏性障碍范畴。目前尚无预防和治疗该病的有效手段,但通常不会危及生命健康,常通过药物及心理治疗提高患者的自控能力及生活、学习能力等。本病缺乏特异的病因学或病理学改变,也没有可以辅助诊断的特殊体征或实验室检查,因此诊断主要依据病史和对特殊行为症状的观察和描述。临床常用的行为评定量表有 Conners 父母问卷及教师评定表,以及 Achenbach 儿童行为评定量表及教师报告表等,通过量表评估后,可确诊是否为小儿多动症。本病常见于学龄期儿童。其发病率高达 5.3%,其中 70%～80% 可延续至青春期,30%～50% 可持续终身。西医认为该病很难治愈,但可通过药物治疗、心理治疗等缓解症状。

## 二、中医对本病的认识

中医将其归为"妄动""健忘""失聪"等,多因先天禀赋不足,后天护养不当所致,病机关键为脏腑阴阳失调,阴失内守,阳躁于外。小儿属"稚阴稚阳"之体,其发育尚未完善,脏腑娇嫩,行气未充,因此在成长过程中,饮食失宜、寒温失调等会引起脏腑偏失。

明代儿科医家万全根据小儿的脏腑功能特点和体质,提出了"三有余,四不足"的观点,即"肝常有余,脾常不足""心常有余,肺肾常虚""阳常有余,阴常不足"。《素问·生气通天论》有云"阴不胜其阳,则脉流薄疾,并乃狂",小儿是纯阳之体,阳气相对旺盛,阴液相对不足,津液无法濡润筋经,因此表现为好动。《素问·阴阳应象大论》言"阴静阳躁……阴在内,阳之守也;阳在外,阴之使也",阴阳失衡,阴不能使役阳而动有余,阳不能守卫阴而静不足,为阳动有余、阴静不足,因此出现好动、情绪失常等表现。

## 三、工作室对本病的认识

小儿多动症多与肝、脾、肾的功能密切相关。肝的疏泄功能与脾胃的运化功能也密切相关,肝失疏泄,脾升胃降功能失调,中焦失运,气血生成乏源,则表现为健忘、注意力不集中等。小儿多动症肢体功能异常一般由内风引起,用药息风疏肝健脾都要兼顾,尤其注意保护小儿的脾胃运化功能,脾者五行属土,土性敦厚,能养育万物,草木俱备,枝叶繁茂,万物众色不同,皆因脾的运化作用。小儿为稚阴稚阳之体,肾气阴不足,不能柔肝,也会引起小儿多动。小儿脾常不足,易被寒温饥饱损伤,小儿的脾胃功能尚未成熟,因此日渐增多的营养需求与脾气不足之间的矛盾逐渐显露。常说"幼儿无知,口腹是贪,父母娇爱,纵其所欲",因此小儿脾胃受损多数由于添衣不当、喂养不适所致。治疗过程中一般叮嘱患儿家长调整患儿饮食,不宜大补。

## 四、验案举例

杨某某,男,9岁,初诊:2022年11月8日。

主诉:多动、躁动不安半年,加重1月。

病史:患者半年前外出游玩后出现注意力不集中,后多动、躁动不安,伴频繁眨眼,夜卧不宁,睡中惊醒,夜间偶有咳嗽,饮食不节,二便调。诊病期间无法安静,肢体动作多,睡眠较差,小便黄,大便干稀不调,舌淡红苔白,脉弦细。

西医诊断:小儿多动症。

中医诊断:妄动,风邪上扰证。

治则:补肾阴,健脾息风。

方药:羌活5 g,防风5 g,葛根6 g,制白附子3 g,炒白术6 g,茯苓5 g,酒萸肉5 g,煅牡蛎10 g,罗汉果2 g。

连服14剂,每日1剂,水煎服400 ml,早晚食后温服。

二诊:2023年1月5日。

患儿注意力有所改善,患儿近期感受风寒,咳喘频发有痰,呃逆纳差。前方基础上加法半夏6 g,姜厚朴6 g,茯苓6 g,紫苏梗10 g,陈皮8 g,姜竹茹15 g,甘草6 g。连服7剂,每日1剂,水煎服400 ml,早晚食后温服。

三诊:2023年2月6日。

患儿注意力明显改善,每日眨眼次数减少,诊病期间仍肢体动作多,颤动不止,家长诉早起口中有秽气,舌红苔薄白,脉细。初诊方减酒萸肉、罗汉果,加钩藤10 g,生麦芽5 g,黄连3 g。连服14剂,每日1剂,分两次服。

3个月后随访,家长诉患儿的多动、躁动不安明显减轻,能自主集中精力玩玩具半小时。

按:患儿半年前外出游玩后受情感刺激,肝气不调,引动内风,肝风内动,则出现多动、躁动不安。羌活、防风疏肝息风。制白附子祛风止痉,《本草经集注》曰:"白附子……面上百病,行药势。"葛根气味轻清,属阳也,载诸药上行。牡蛎平肝潜阳、重镇安神。茯苓、白术合用既可宁心安神又可健脾渗湿,顾护脾胃。小儿多动症的治疗主要以平衡阴阳为主,补其不足,泻其有余,阴平阳秘,精神乃治。小儿脏腑娇嫩,治疗时不可过用攻伐,用药不可过于寒凉,以平调阴阳为主,宜中病即止。

# 五、体会

小儿相较于成人来说,更容易受到情志变化的影响,特别是独生子女,平素娇纵溺爱,稍有不顺,则肝气郁结,任性冲动。《灵枢·本神》中记载"随神往来者谓之魂",魂由神实化而来,魂具有游走不定的特点,在内主宰意识思维活动,在外是神的表现形式。《素问·痿论》曰"肝主身之筋膜",肝之气血充盛,筋膜得其所养,则筋力强健,运动灵活;反之则肢体经脉不荣,表现为不安、躁动等。肝藏血,具有调节血液分布的作用,《素问·五脏生成论》所论"故人卧血归于肝",肝主疏泄,能将所藏之五脏精气经过经络运行到各脏腑,推动脏腑机能正常运行,因此全身气血得以充养,小儿生长得以源泉不竭。肝主疏泄,不仅可以调节全身气血津液的输布,亦能调节情志,肝气郁滞则脏腑气血津液无法调畅,生机不畅,神明不达,小儿的生长发育必然受累,则出现情绪急躁易怒、躁动不安、精神涣散、粗心健忘等症状。肝肾同源,肝阴不足,肾阴必亏。另外内风起于肝,故在治疗时适当加入祛风通络之防风、羌活,同时用药时适当加入茯苓、白术之类顾护脾胃,酒萸肉调养肾气肾阴。

(孙俊建　顾景辉)

# 第六章　疑难病

## 第一节　电解质紊乱

### 一、西医对本病的认识

电解质紊乱常见于低钠血症、低钾血症。低钠血症是指血清钠浓度低于 135 mmol/L,低钾血症是指血清钾浓度低于 3.5 mmol/L,轻度低钾血症:血清钾浓度为 3.5～3.0 mmol/L,症状甚少;中度低钾血症:血清钾浓度为 3.0～2.5 mmol/L,多有症状。一般情况下,血钾浓度越低对机体的影响越大,慢性失钾者,临床症状可不明显。电解质紊乱主要由于钠、钾的摄入和吸收减少(禁食、呕吐、丢失后补充少等)、排出增加(体内糖原分解、大量出汗、使用利尿剂、腹泻等)、血液稀释(如大量喝白水)。电解质紊乱临床表现:①低钠血症临床表现多为精神、食欲缺乏、口渴不欲饮、四肢湿冷、血压下降;如果慢性低钠血症患者出现明显不适症状,其血清钠浓度常低于 110 mmol/L,低钠血症临床表现会急剧恶化,严重时可因神经细胞内水肿出现头痛、反应迟钝、嗜睡、抽搐、昏迷等。治疗常用口服高渗盐水(注意补钾),静脉补钠,脑水肿者需要脱水治疗。②低钾血症临床表现多是恶心、呕吐、食欲缺乏、腹胀、肠鸣音减低、肠麻痹、膝反射消失、四肢无力；严重时心音低钝、心脏扩大，甚至发生心室纤颤、心搏骤停。治疗方法常用口服氯化钾补钾，去除引起低血钾的原因，治疗原发性疾病。患者症状严重程度及预后取决于缺钠/钾的数量、速度和机体所处的状态。

## 二、中医对本病的认识

中医没有电解质紊乱一说，中医药治疗电解质紊乱的思路方法与西医治疗大不相同。中医治疗低钠血症主要是根据患者的不同临床症状，通过辨证论治，将低钠血症划分为中医学中的"虚劳""恶心""头痛"等病症，有学者认为西医的血清离子属于中医的后天之精范畴。电解质紊乱既有正虚（脾肾与气血亏虚）的一面也有邪实（如水毒、湿浊、瘀血等）的一面，在疾病的发展过程中，正虚与邪实相互影响，可进一步加重病情。脾主运化水液有赖肾阳的温煦蒸化；肾主水司二便，又赖脾土的制约，脾肾两脏相互配合，共同维系人体水液代谢的平衡。《丹溪心法·卷二》曰："夫人之所以得全其性命者，水与谷而已。水则肾主之，土谷则脾主之……"指出脾与肾相关互济是构成人体生命之基础，而且五脏之中，脾与肾即"后天之精"与"先天之精"，生理上相互资助，相互促进，病理上相互影响。

## 三、王道坤教授对本病的认识

王道坤教授认为水液代谢失调造成电解质紊乱，患者脾胃之气受损，则运化无力，化生不足，无法传输足够的精微物质，以致血清钠离子降低。患者肾气受损，封藏功能障碍，致使精微从尿液排出,因此可见尿液钠离子升高,而血中钠离子减少。从脏腑之间的整体关系来看,水液的吸收、运行、排泄,还有赖于三焦的气化和肺脾肾的通调、转输、蒸化。上焦之气不化,当责之于肺,肺失其职,则不能通调水道,下输膀胱;中焦之气不化,当责之于脾,脾气虚弱,则不能升清降浊;下焦之气不化,当责之于肾,肾阳亏虚,气不化水,肾阴不足,水府枯竭,肾不封藏,精气流失,均可导致电解质紊乱。

## 四、验案举例

病案 1:周某某,男,60 岁。初诊:2023 年 8 月 22 日。

病史:患者因骨髓瘤,化疗后出现骨髓抑制、反复低热、下肢乏力,近期血钾浓度为 3.3 mmol/L,体温 36.8℃,BP:109/68 mmHg,心率(HR)113 次/分,心律齐,双下肢无水肿神清。周身无皮疹及黄染。刻下症见:下肢乏力,心悸,足寒,舌淡红,脉浮数。

西医诊断:低钾血症。

中医诊断:虚劳病,心肾亏虚证。

治则:补益心肾。

方药:黄芪 30 g,醋龟甲 10 g,酒萸肉 10 g,制附子 5 g,白术 15 g,青蒿 10 g,茯苓 10 g,太子参 10 g。

7 剂,每日 1 剂,水煎服 400 ml,早晚食后温服。

二诊:2023 年 8 月 29 日。

下肢乏力、足寒有改善,心悸仍有,上方加炙甘草 30 g,桂枝 10 g,大枣 10 g。14 剂,每日 1 剂,水煎服 400 ml,早晚食后温服。

三诊:2023 年 9 月 12 日。

下肢乏力、足寒较前减轻,心悸改善不明显,上方加竹茹10 g,盐知母10 g,甘松10 g。14剂,每日1剂,水煎服400 ml,早晚食后温服。

四诊:2023年9月26日。

近期血钾恢复正常水平,心悸发生的频率较前减慢,下肢乏力缓解,大便不规律,仍足寒,守上方加鹿角霜6 g。7剂,每日1剂,水煎服400 ml,早晚食后温服。

五诊:2023年10月17日。

近期血钾维持正常水平,下肢乏力缓解,心悸消失,大便顺畅,仍有足寒,守上方加独一味5 g。2个月后电话随访,告知病情稳定。


病案2:孙某某,男,39岁。初诊:2022年2月8日。

主诉:浑身乏力,腰酸1周。

现病史:患者浑身乏力,腰酸,腹胀,时有恶心、头痛,思维迟钝,舌淡红,苔薄白,脉沉。查血生化:钠离子130 mmol/L,余未见异常。

西医诊断:低钠血症。

中医诊断:虚劳病,肾虚证。

方药:黄芪30 g,醋龟甲10 g,酒萸肉10 g,制附子5 g,白术15 g,茯苓10 g,盐知母10 g,木香6 g,草果5 g,姜厚朴10 g,当归10 g,醋三棱10 g,泽兰10 g。

14剂,每日1剂,水煎服400 ml,早晚食后温服。

二诊:2022年2月24日。

浑身乏力、腰酸、腹胀均消失,舌淡红,苔薄白,脉沉。复查钠离子:137 mmol/L,守上方减去当归10 g,醋三棱10 g,泽兰10 g,加淫羊藿10 g。14剂,每日1剂,水煎服400 ml,早晚食后温服。1个月后电话随访,身体状况良好,症状未见反复。

# 五、体会

王道坤教授指出电解质紊乱可概括为三种病机:一责之阴阳失衡(阴虚火旺伤津);二责之脾胃失运(津液化生无权);三责之肾虚气化失司(水液停聚)。中医治疗低钠血症、低钾血症等电解质紊乱,需要通过四诊合参,分析脏腑虚实,气血阴阳,找到根本的病因病机所在,才能施以正确的方药治疗。方中黄芪、白术、茯苓配伍能益气而健脾,运阳而利水,黄芪、白术、茯苓通调水道与温阳化气的制附子搭配使用去水湿之力更强,醋龟甲具有滋阴补肾的作用,《日用本草》云:"大补阴虚,作羹,截久疟不愈。"现代药理研究表明,龟甲内含动物胶质、角质、蛋白质、多种氨基酸、脂肪、磷和钙盐等;酒萸肉具有补益肝肾、涩精固脱的功效,现代药理学研究表明,酒萸肉还具有抗氧化、抗肿瘤、增强免疫力等作用;盐知母引药下行,专于入肾,增强龟甲、酒萸肉滋阴降火的作用;唐容川有云:"血能化火,气能化水""水得气而化"。方中用少量制附子取"少火生气"之法,合为"阴中求阳"之意,更好地促进气化功能的恢复。

(丁　玲)

# 第二节　口腔扁平苔藓

## 一、西医对本病的认识

口腔扁平苔藓是一种发生于口腔黏膜和皮肤原因不明的非感染性、慢性、浅在性炎性病变，属难治性疾病范畴，常日久迁延难治。口腔的典型表现为珠光白色条纹交织、延伸，形成条索状、网状、枝状、环状及斑块状等多种形态的黏膜损害，在白色病损区间的黏膜色泽可正常或充血，有时还可以出现丘疹、水疱、糜烂、萎缩、色素沉着等病损，可同时发生，也可先后发生。临床常分为斑纹型（单纯型）、糜烂型（混合型）和萎缩型。本病有一定程度的恶变概率。口腔扁平苔藓的病因和发病机制尚不明确，研究表明可能与精神因素、内分泌因素、免疫因素、感染因素等有关，患病率为 0.1%～4.0%，好发于女性，年龄多在 30～60 岁。70% 以上的患者可发生口腔黏膜病变，女性多于男性，该病病程较长，易反复发作，给患者身心带来了极大痛苦，且研究表明长期糜烂的病损还具有癌变倾向，WHO 已将其列入癌前状态的范畴。

## 二、中医对本病的认识

中医认为发于口腔黏膜的扁平苔藓中医医籍较少论述，有称之为"口癣""口蕈""口破"者，《外科正宗·大人口破》："口破者，有虚火、实火之分……虚火者，色淡而白斑细点，甚者陷露龟纹，脉虚不渴。此因思烦太甚，多醒少睡，虚火动而发之……"。从其临床表现来看，属热证者偏多。中医认为扁平苔藓的发病多由阴血不足,虚火上炎;脾失健运,湿蕴不化;外感风热,风湿蕴聚,郁久化毒,上蒸于口腔所致。治益增水伏火,补土利湿。

## 三、工作室对本病的认识

在临床中,我们发现口腔扁平苔藓多由正气不足、毒邪内蕴所致,气虚毒滞是本病的基本病机。本病一般病程久,迁延不愈,病久入络必留瘀,所以治疗一般以补气养血兼清热解毒为主,治愈此病的关键点在于补益药与清热解毒药物的合理搭配。药物组成:生黄芪 30 g,女贞子 10 g,鸡血藤 10 g,炒白术 10 g,重楼 10 g,何首乌 10 g,仙鹤草 10 g,炙甘草 6 g。诸药并用,补气养血而不伤正,清热解毒而不留邪。

## 四、验案举例

病案 1:程某某,女,66 岁。初诊:2022 年 7 月 28 日。

主诉:口腔扁平苔藓反复发作 3 年余。

病史:患者在当地医院诊断为"口腔扁平苔藓",给予泼尼松治疗,炎症明显时予以抗生素治疗,有所好转,但停药后复发,为求进一步诊治来诊。刻下见:两颊后侧轻度充血糜烂,口唇下侧、内侧溃烂,局部见网状白色溃烂,伴疼痛,溃疡疮面直径 0.5～1.0 cm,大便干燥,时有干咳,纳一般,夜寐欠安。舌暗红,苔少,中有裂纹,脉弦细。

西医诊断:口腔扁平苔藓。

中医诊断:口蕈,气虚毒滞证。

治则:扶正凉血解毒,兼以养阴。

方药:黄芪 20 g,酒女贞子 10 g,鸡血藤 6 g,重楼 5 g,制何首乌 10 g,炒白术 15 g,半边莲 10 g,地榆 10 g,地黄 10 g。

7 剂,每日 1 剂,水煎服 400 ml,早晚食后温服。

二诊:2022 年 8 月 8 日。

患者服药后疼痛稍减轻,查两颊后侧黏膜轻度充血糜烂较前减轻,疮面直径 0.4～0.8 cm,口唇下侧溃烂减轻,大便顺畅,日 1 次,干咳减轻,睡眠尚安,舌淡,苔薄,中有裂纹,脉弦细。视病情守上方,加猪苓 8 g,14 剂,每日 1 剂,水煎服 400 ml,早晚食后温服。

三诊:2022 年 8 月 22 日。

服药后诉疼痛未完全缓解,查左颊黏膜充血糜烂较前减轻,疮面直径 0.2～0.5 cm,溃烂处有部分结痂,大便顺畅,夜寐安,舌暗红,苔薄白,中有裂纹,脉细。视病情上方加垂盆草 10 g,皂角刺 2 g,继服 14 剂,每日 1 剂,水煎服 400 ml,早晚食后温服。

四诊:2022 年 9 月 7 日。

口腔疼痛较上次减轻,糜烂处已经结痂,下口唇症状明显缓解,无红肿,大便干燥缓解,舌脉同前。上方加白芷 5 g,继服 14 剂,每日 1 剂,3 个月后随访,病情基本稳定。

病案 2:刘某,女,62 岁。初诊:2017 年 11 月 12 日。

主诉:口腔内渐生溃疡 5 年余,加重 1 周。

病史:5 年前因劳累并情志不畅,未进行治疗,后来溃疡面逐渐增大,后外院多处多次求医,未得缓解,于北京口腔医院行病理检查,诊断为扁平苔藓,经西医治疗效果不佳,遂转求中医治疗,外院连续口服中药 2 年,未见改善,遂来诊。刻下症见:口腔溃疡,伴疼痛剧烈,食饮难下,昼夜不安,面色萎黄,精神憔悴,纳差,便少。舌脉:舌淡红,苔白,脉细弱。体征:口腔上部溃疡面,范围约 3 cm×4 cm,色红,溃疡面充血、渗血,局部见网状白色溃烂,伴疼痛剧烈。

西医诊断:口腔扁平苔藓。

中医诊断:口蕈,气虚毒滞证。

治则:扶正养血解毒。

方药:生黄芪 30 g,女贞子 10 g,鸡血藤 10 g,炒白术 10 g,茯神 30 g,金银花 10 g,蒲公英 10 g,仙鹤草 10 g,炙甘草 6 g。

连服 14 剂,每日 1 剂,水煎服 400 ml,早晚食后温服。

二诊:2017 年 11 月 26 日。

食饮改善,睡眠改善,口腔溃疡面变化不明显,舌脉同前。后在此方基础上,加减变化,方中去金银花和蒲公英,加蚤休、制何首乌,余守方未变,患者再服用 14 剂。水煎 400 ml,早晚温服,每次 200 ml。

三诊:2017 年 12 月 12 日。

溃疡面缩小将近一半,继续守前方,其余视患者情况加减变化,治疗 3 个月后患者溃疡痊愈。检测肝功能无异常。后电话随访,至今未再复发。

按:《黄帝内经》云"正气存内,邪不可干……邪之所凑,其气必虚"。本病病程较长,初诊时,2 位患者都是因病程长,辗转多地治疗,对疾病本身的治疗已几乎丧失信心,故初诊时会视患者状态,予以黄芪、女贞子扶正,患者久病入血分,予以鸡血藤补血活血,仙鹤草补虚止血,同时配以金银花、蒲公英清热解毒,标本兼治。治愈此病的关键点在于补益药和解毒药如何搭配,同时配合使用有特异作用的针对性药物。搭配合理则效果甚速,病例用药三月则病症全无,疮面痊愈。

## 五、体会

口腔扁平苔藓中医关键用药为生黄芪、女贞子、鸡血藤、半边莲、炙何首乌。王道坤教授根据"阳道实,阴道虚"及"实在阳明,虚在太阴"的经典辨证理念,认为口腔扁平苔藓的治则应为实火治胃、虚火治脾。方中重用黄芪 30 g 为君药,取其补气托疮之功,对顽固性口腔溃疡、扁平苔藓都有良效,黄芪、女贞子、鸡血藤旨在益气养血以治本。火之甚则为毒,临证中,发现在本病的解毒过程中不离蚤休和何首乌,溃疡面愈合甚速。"诸痛痒疮,皆属于心",《雷公炮制药性解》曰"蚤休味苦,微寒,有毒,入心经。主……痈肿毒疮",本病的关键用药之一即蚤休。何首乌,气微温,味苦涩,无毒,消痈肿,疗头风面疮,益血气,驱邪而不伤正。本以为显效是因为个体差异,后用此方又验于数人,遂明晓辨证为先,通用之味亦可求之。同时蚤休有小毒,不必超量,在药典规定范围内,效果亦非常理想;至于炙何首乌医家会担心其对肝脏的毒性,但在临床过程并未发现肝损伤现象,多数患者治疗周期也不长,所以可斟酌使用。

(丁 玲 顾景辉)

# 第三节 多汗症

## 一、西医对本病的认识

多汗症是以皮肤出汗量超过正常生理出汗量为特征,是人体出汗异常的表现形式之一。本病常见于甲状腺功能亢进、自主神经功能紊乱、低血糖、心功能不全、呼吸衰竭和结核病等。由于多汗症发病机制暂不明确,原发性多汗症目前的治疗仍然是对症治疗;继发性多汗症的治疗是针对原发病进行治疗,有研究表明人体汗液分泌受神经的支配和调控,交感神经兴奋时,会出现出汗或者汗出增多。由于长期的汗出异常对患者的身体及心理健康造成压力,对生存质量产生较大的负面影响。西医治疗多汗症的方法很多,效果虽然显著,但后遗症也较多,难以让绝大部分患者接受。

## 二、中医对本病的认识

中医认为汗证是由于阴阳失调,腠理不固,而致汗液外泄失常的病证,其中不受外界因素影响,白昼时汗出,动则益甚者称为自汗;寐中汗出,醒来自止者称为盗汗。在《黄帝内经》中就有关于人体汗出的生理及病理较为系统的论述,如《素问·阴阳别论》云"阳加于阴谓之汗",指出在生理情况下,阳气是汗液产生的动力,人体的精微津液是汗液产生的物质基础,玄府(即汗孔)是汗液出于皮肤的门户。病理性汗出包含多种,在《黄帝内经》中就提到了"寝汗、灌汗、绝汗、魄汗"等多种汗出。《灵枢·营卫生会》云

"夺血者无汗,夺汗者无血",指出汗是人体津液的一部分,并与血液关系密切,即"汗血同源"。《医宗必读·汗》云:"心之所藏……在外者为汗。汗者,心之液……",由此可知,汗出不可太多,汗出过多与心脏疾病有着密切联系。

## 三、工作室对本病的认识

我们认为汗由津液化生而成,主要是通过以下两方面才形成汗证,一是肺卫不固、营卫不和,卫外失司,津液外泄而为汗;二是阴虚火旺,逼津外泄而为汗,病机总属阴阳失调,营卫失和。对于多汗症的病理性质,王道坤教授认为首分虚实,但总以虚多实少。中医有"阳虚自汗,阴虚盗汗"之说,但结合临床实际,王道坤教授认为自汗属阳虚、气虚者实多,但也有因湿热、气虚、阴虚、血瘀等所致者;盗汗属阴虚者多见,但也有因阳虚,气虚及湿热所致者,即"自汗非独阳虚,盗汗非全阴虚"。我们认为对于多汗症的治疗,不能见汗止汗,而应根据患者的全身辨证结果进行治疗,或辅以发汗以止汗,或辅以敛汗以止汗,或补益气血而止汗。王道坤教授在预后上指出汗为人体水谷精微及津液所化,不可过泄,若汗证持续时间较长,常可出现肢软乏力、神情倦怠、不思饮食等症,自汗、盗汗,经过治疗大多可治愈或好转,伴见于其他疾病过程中的自汗、盗汗,则往往是原发病情较重的结果,治疗时应以原发病为主,原发病治愈后,自汗、盗汗等症状随之好转或者痊愈。

## 四、验案举例

李某某,男,76 岁,初诊:2019 年 3 月 20 日。

主诉:盗汗、五心烦热 3 年余,加重 2 周。

病史:盗汗、五心烦热 3 年余,多次求医,所用之药,或滋阴清热,或固表止汗,亦有温阳止汗者,均无效,遂来诊。症见:睡时汗出,醒则汗止,常湿衣被,忽冷忽热,五心烦热,伴眩晕、气短身乏力、腰膝酸软、睡眠多梦,舌淡红、苔厚,脉弱。既往有高血压病史 10 余年,长期早晨服用硝苯地平控释片 1 片。

西医诊断:多汗症。

中医诊断:盗汗,阴阳失调证。

治则:滋阴降火,调和阴阳。

方药:柴胡 10 g,桂枝 10 g,白芍 10 g,柏子仁 15 g,黄柏 10 g,地骨皮 30 g,肉桂 5 g,制附子(先煎)5 g,黄芩 10 g,黄连 6 g,乌梅 30 g,甘草 6 g。

14 剂,每日 1 剂,水煎服 400 ml,早晚食后温服。

二诊:2019 年 4 月 4 日。

自觉睡时汗出减少,仍湿衣被,忽冷忽热、五心烦热好转,腰膝酸软减轻,睡眠多梦,眩晕,气短身乏力,大便溏,舌淡红、苔厚,脉弱。上方去黄连 6 g,乌梅 30 g,加黄芩 10 g,滑石块 10 g,炙甘草 10 g,醋香附 10 g,浮小麦 30 g,盐知母 10 g。14 剂,每日 1 剂,水煎服 400 ml,早晚食后温服。

三诊:2019 年 5 月 14 日。

盗汗仍有但已不会湿衣被,五心烦热好转,无腰膝酸软感,睡眠改善,眩晕、气短身乏力改善,上方去柏子仁 15 g,加牡丹皮 15 g,麻黄根 10 g,煅牡蛎 30 g。14 剂,每日 1 剂,水煎服 400 ml,早晚食后温服。

四诊:2019 年 5 月 30 日。

盗汗时有时无,每周 2～3 次,余无不适。效不更方,继续服用前方,上方加生地黄 10 g,熟地黄 10 g,去麻黄根 10 g。14 剂,每日 1 剂,水煎服 400 ml,早晚食后温服。

按:盗汗首先以阴虚为基础。正常情况下,阴引阳入则眠。该患者虚热内生,阴气空虚,所以睡则卫气乘虚陷入阴中,表无护卫,肌表不密,荣中之火独旺于外,蒸热、迫津外泄则汗,醒则气固于表,玄府密闭而汗止。阴阳互根,阴虚日久易伤阳气。阳虚之体,卫阳亦弱,入夜卫气入里,其表更虚,腠理开豁,营阴外泄。首诊予以柴胡 10 g,黄芩 10 g,主治少阳病证,而少阳为阴阳出入之枢纽,入里转阴,出表转阳。如少阳调和,则可使阴阳调和,营卫相偕而行,从而腠理开阖有度,津液代谢正常,汗出自止。桂枝、白芍一散一收调和营卫、通阳疏达、滋阴敛汗;黄连、黄柏苦寒清热,泻火坚阴;地骨皮、乌梅滋阴清虚热;少量肉桂、制附子补肾阳以治其腰膝酸软;柏子仁安神助眠,甘草调和诸药,二诊加浮小麦、盐知母益阴敛汗,柴胡配醋香附疏肝理气。三诊:汗出多者,加煅牡蛎收敛固涩,四诊:加生地黄、熟地黄滋阴养血,壮水之主,以制阳光。

# 五、体会

入夜卫阳入里,营阴失卫阳之守,随之外越而为盗汗,所以盗汗病机主要是阴阳失调,腠理不固,以致汗液外泄失常。患者乃阴虚之体,阴阳失调,营卫不和。病理性质有虚实之分,但虚多实少,一般自汗多为气虚,盗汗多为阴虚。属实证者,多由肝火或湿热郁蒸所致。虚实之间每可兼见或相互转化,如邪热郁蒸,久则伤阴耗气,转为虚证;虚证亦可兼有火旺或湿热。虚证之间自汗日久可伤阴,盗汗久延则伤阳,以致出现气阴两虚或阴阳两虚之候。虽说"自汗多阳虚，盗汗多阴虚"，但辨证之时不可拘泥于此，须知"自汗未必皆阳虚，盗汗未必阴不足"之理。由于自汗、盗汗均以腠理不固、津液外泄为病变特点，在辨治汗证时，强调调和阴阳、调和营卫。

（丁　玲）

# 第四节　牙龈出血

## 一、西医对本病的认识

　　牙龈出血是牙周病患者常见的就诊原因,具体出血病因较为复杂,其中主要的病因为牙龈炎、牙周病等口腔内局部因素,部分全身性疾病也可使患者表现出急性牙龈出血,如高血压、血液系统疾病、糖尿病、重症肝炎等。多数情况下牙龈出血为自限性,出血范围较为局限,出血量也相对较小,治疗上主要是给予针对性局部处理,如使用吸收性明胶海绵、压迫止血、填塞、缝扎、牙周塞治等,在进行应急处理后,第一时间内去除局部因素,实现彻底止血。此外,全身性疾病所导致的牙龈出血也占一定的比例,如高血压、血液系统疾病等,采取局部止血措施通常效果不是很好,需配合针对全身性疾病的治疗方案。若患者出血原因为局部和全身疾病并存,此时可能出血量大,出血反复,增加止血难度,需给予综合治疗方案,如止血、抗感染、镇静等,同时密切观察止血情况,避免复发。针对急性牙龈出血,最主要的措施还是以预防为主,养成良好的口腔卫生习惯,合并全身疾病的患者需给予均衡营养,提高牙龈组织对外界刺激的抵抗力,降低牙龈出血的发生风险。

## 二、中医对本病的认识

　　齿衄属于中医学"齿衄"类别,非外伤致齿龈、齿缝出血统称为齿衄,别称牙衄、牙宣。齿衄可由齿龈局部病变或全身疾病引起,内科范围的齿衄,多由血液病、维生素缺乏症及肝硬化等疾病所引起,由齿龈局部病变引起者,属于口腔科范围。胃热、肾虚是其最主要的病机,尤以胃热所致者多见。《黄帝内经》中提出了齿病病证的"盛则泻之,虚则补之"治疗原则,此治则亦是现代中医治疗疾病的基本原则。从经络理论来说,《灵枢·经脉》记载:"大肠手阳明之脉,起于大指次指之端……其支者,从缺盆上颈贯颊,入下齿中,还出挟口,交人中,左之右,右之左,上挟鼻孔。"这段文字就已经明确指出手阳明大肠经的分支循行入下齿中。随后又指出足阳明胃经主脉循行经过上齿:"胃足阳明之脉,起于鼻之交頞中,旁纳太阳之脉,下循鼻外,入上齿中,还出挟口环唇,下交承浆。"除此之外,《灵枢·经脉》中还记载了手阳明大肠经的经别络齿,指出"手阳明之别,名曰偏历……其别者,上循臂,乘肩髃,上曲颊偏齿"。所以人体经络中手阳明大肠经、足阳明胃经及手阳明络脉循行与齿的密切相关。齿衄多隶属阳明经病证,阳明经入于齿龈,齿为骨之余,故齿衄多从胃肠、肾二脏论治。《景岳全书·血证》中也言:"血从齿缝牙龈中出者,名为齿衄,此手足阳明二经及足少阴肾家之病。"足阳明胃经、手阳明大肠经分别入上、下二齿,牙齿为骨之余,属肾所生。

## 三、工作室对本病的认识

齿衄以牙龈出血为主要表现,病因比较复杂,一般是多种脏腑病变的局部表现;有实证与虚证之分,实者以胃腑积热,蒸灼齿龈脉络居多;齿属肾,齿为骨之余,阳明之脉入齿中,齿为胃之络,脾胃相连,互为表里。虚者以脾不统血、气血亏损为常见,久病气随血虚,脾虚气弱,统摄无权。内热炽盛型齿衄可见血色鲜红,口渴,鼻干,烦躁,兼身热、便秘、舌红、苔黄、脉数等表现;气血亏虚型齿衄可见神疲乏力、头晕、心悸、舌淡、脉细无力等表现。临床时有挟瘀之表现,施治时选加当归、三七、丹皮、茜草等活血祛瘀之品;外治法(外敷、外搽、烧灼出血点)对齿衄有较好的应急效果,在内治法的同时可以配合使用;如用象皮粉、蚕茧灰调蜂蜜抹于患处。外用可起到解毒消肿、止血化瘀等功效,有利于修复发生溃疡的口腔黏膜组织,起到局部抗炎、去腐生肌的作用。

# 四、验案举例

赵某某,男,67 岁,初诊:2020 年 2 月 24 日。

**主诉:**反复牙龈肿痛、牙龈出血 10 余年,加重 1 周。

**病史:**10 多年前无明显诱因出现牙龈红肿,早晨刷牙时牙龈少量出血,多方治疗但症状反复发作,因此来我院就诊。症见:牙龈淡红,精神疲乏,稍事劳累则更甚,面色萎黄,纳少,伴口苦、口臭,舌红,苔薄白,脉沉细。

**西医诊断:**牙龈出血。

**中医诊断:**齿衄病,气虚夹实证。

**治则:**益气升阳,散郁清热。

**方药:**生黄芪 30 g,麸炒白术 10 g,升麻 8 g,柴胡 12 g,当归 10 g,桑叶 10 g,茜草 10 g,炒苦杏仁 10 g,炒栀子 10 g,淡豆豉 10 g,葛根 15 g,蝉蜕 5 g。

7 剂,每日 1 剂,水煎服 400 ml,早晚食后温服。

**二诊:**2020 年 3 月 2 日。

患者牙龈肿痛较前消退,牙龈出血近一周未发作。上方加炙黄芪 10 g,继服 7 剂,每日 1 剂,水煎服 400 ml,早晚食后温服。

三诊:2020年3月16日。

牙龈出血近3周没有发作,稍燥热。上方加薄荷6 g,继服7剂,每日1剂,水煎服400 ml,早晚食后温服。

## 五、体会

前医误以为热入营血,投以苦寒凉血药内泻其火,反致使上焦风热之邪内伏不出,柴胡、葛根、升麻主升少阳、阳明之火,患者纳少、面黄、精神疲乏表明素体脾虚,以黄芪、白术、当归益气健脾;淡豆豉、炒栀子辛开苦降,宣畅气机清透郁热,桑叶宣上焦风热,杏仁降气润肺,桑叶配伍杏仁,恢复肺的气机升降功能,消除口苦、口臭;茜草凉血止血,蝉蜕宣透郁热,薄荷疏散风热;纵观全方,以透散郁热为主,浊降清升,使上焦风热得出、中焦内伏之郁热得清,7剂病愈。

"火郁发之"见于《素问·六元正纪大论》,王道坤教授指出此病是气机运行不利,郁而化火,热邪伏于体内不得透发所致,治疗当以透散、展布气机,只有知晓气机为何被郁,气机输布的道路为何被阻,方可对症下药。"火郁发之"犹如《庄子·刻意》中所倡导保持人体内的通畅"吹呴呼吸,吐故纳新"以其因势利导,邪去而自安。王道坤教授在治疗牙龈出血、鼻出血常以行散为主,常治以散郁清热,诣求广开通路,引邪外出。

(丁 玲)

# 第五节　鼻出血

## 一、西医对本病的认识

鼻出血属于一种急症,是一种以一侧或两侧鼻腔出血为主要症状的鼻部疾病或全身性疾病。鼻出血是临床常见疾病,也是很多疾病的一个常见症状。出血量大小不一,量少可表现为涕中带血或是点滴而出,量大则呈持续性流出,血量多者可达数百毫升,人体可因一次性失血过多而导致休克,该病可发生于各种时间、季节及年龄段。鼻出血病因复杂,可分为原发性和继发性两类。不明原因鼻出血称为原发性,由局部、全身疾病引起称为继发性。局部原因可由于外伤、鼻中隔偏曲、鼻腔、鼻窦或鼻咽部肿瘤、鼻腔异物、鼻窦炎症或特殊感染所致;全身原因可由于循环系统疾病导致的血管压力过高、凝血功能障碍性疾病、内分泌功能异常、遗传性出血性毛细血管扩张症、急性发热性传染病导致。鼻出血的出血量差异较大,严重鼻出血可危及生命,内科范围的鼻出血主要见于某些传染病、发热性疾病、血液病、风湿热、高血压、维生素缺乏症、化学药品及药物中毒等,治疗时除了给予鼻腔止血治疗外,还应注意全身因素的治疗。

## 二、中医对本病的认识

鼻出血即鼻衄,是临床上多种疾病的常见症状之一,根据《中医耳鼻喉科病证诊断疗效标准》将鼻衄定义为因肺热上扰,破血逆行或燥气侵袭所致的以鼻腔出血为主要症状的病证。"鼻衄"

一词首见于《黄帝内经》，前人还将鼻衄称之为"鼻洪""红汗""惊衄"等。鼻衄的病机主要为火与虚两个方面，鼻部经脉血络因此而损伤。如《景岳全书·血证·论证》说："盖动者多由于火，火盛则逼血妄行；损者多由于气，气伤则血无以存。"火有实火与虚火之分，虚主要为气虚及阴虚。大多数医家认为是火、热之邪作祟，清代高秉钧在《疡科心得集·卷上》中有言："鼻衄者，或心火，或肺火，或胃火，逼血妄行，上干清道而为衄也。"指出鼻衄特指血液从清道外溢而出，同时明确指出鼻衄的形成与"火"相关。《幼幼集成》提到："鼻衄者，五脏积热所致……溢出于鼻。"除了外实热，还不可忽略虚热致衄，阴虚则热，热可灼伤血络而出血。

## 三、工作室对本病的认识

鼻衄出血时多时少，时出时止，轻者出血量较少，随即可自止，多无气伤，重者反复发作，量大，甚至喷涌而出，病情严重，可汗出肢冷，气随血脱，更甚者阴阳离决。我们认为鼻衄病因分为外感六淫毒邪、内伤七情、饮食所伤、起居失调四大类，病机可分为实、虚两类，实证多因火热上冲，血液妄自而行所致，其中以肺热、胃热、肝火为常见，虚证则多因气不摄血或是阴虚火旺而成，证型可分为心火旺盛证、肺经风热证、肝火上逆证、胃热壅盛证、虚火上行证以及气不摄血证。阴虚所致鼻衄，病机多为阴虚火旺，血热妄行，鼻出血量不多，时发时止，鼻内干燥灼热，微痛微痒，鼻黏膜干红少津，常伴随口干咽燥，兼有头昏耳鸣、手足心热、盗汗、舌红苔少等症状。气虚所致鼻衄，病机多为气虚阴血失于固摄，鼻出血常发，难以骤止，鼻黏膜色淡，常伴随面色不华，少气懒言，神疲倦怠，夜寐不宁，食少便溏，舌淡苔白等症状。此外，出血后的"留瘀"也使血脉瘀阻,血行不畅,血不循经,成为出血不止或反复出血的原因之一。鼻衄初期以治标为主,重点在止血,可通过填塞、压迫、烧灼等方式止血,随出血的逐步控制,可着眼于治本,以防再次出血。

# 四、验案举例

富某某,女,73 岁,初诊:2023 年 8 月 28 日。

主诉:鼻出血 1 月。

现病史:患者诉 1 个月前蒸桑拿后开始出现鼻出血,血色鲜红,每次出血量为 3～6ml,浑身乏力。经社区治疗予清热凉血\止血的中药,鼻出血仍不停止。遂求于我院门诊,症见:鼻出血,色鲜红,咽干、咳嗽,黄痰,痰中带血丝,浑身乏力,咽干,舌暗红,苔薄黄,脉滑数。

西医诊断:鼻出血。

中医诊断:鼻衄,邪郁化火证。

治则:散火透热。

方药:炒栀子 6 g,皂角刺 6 g,半边莲 10 g,黄芪 30 g,桑叶 10 g,菊花 10 g,白茅根 10 g,防风 6 g。

14 剂,每日 1 剂,水煎服 400 ml,早晚食后温服。

二诊:2023 年 9 月 11 日。

鼻出血、痰中带血丝较前减少,颜色鲜红,浑身乏力减轻,咽干,舌暗红,苔薄黄,脉滑数。守上方加炒苦杏仁 10 g,蜜枇杷叶 10 g。7 剂,每日 1 剂,水煎服 400 ml,早晚食后温服。

三诊:2023 年 9 月 18 日。

患者自诉鼻出血量明显减少,每次大约 1～2 ml,痰中带血丝消失,颜色鲜红,咽干,浑身乏力减轻,舌暗红,苔薄黄,脉弦数。查鼻咽镜示:鼻黏膜充血,有一 0.2 cm×0.3 cm 鼻息肉。守上方加猫爪草 8 g,小蓟 10 g,炒蒲黄 10 g。14 剂,每日 1 剂,水煎服 400 ml,早晚食后温服。

四诊:2023 年 10 月 12 日。

痰中带血丝消失,上周没有鼻出血,咽部不适,偶有黏痰,自觉乏力,舌暗红,苔薄黄,脉弦。守上方加竹茹 15 g,蝉蜕 3 g。12 剂,每日 1 剂,水煎服 400 ml,早晚食后温服。

五诊:2023 年 10 月 24 日。

痰中带血丝消失,已有 2 周未见鼻出血,黏痰减少,仍有咽部不适乏力感,但较初诊时明显改善,舌暗红,苔薄黄,脉弦。守上方加板蓝根 10 g。14 剂,每日 1 剂,水煎服 400 ml,早晚食后温服。

## 五、体会

肺开窍于鼻,气帅血行,气有余便是火。肺失肃降,气逆则血逆,故上出鼻窍而为衄血,桑叶、菊花轻清发散,能散肺经风热,清泄肺火;皂角刺、半边莲清热解毒力强;炒栀子凉血止血,清热解毒;白茅根凉血止血,清热利尿,并引邪外出。患者浑身乏力明显,用黄芪补中益气,王道坤教授说防风是风药中的润剂,防风能制约黄芪,黄芪配伍防风意在土中泻木。二诊加反复咽干用苦杏仁、蜜枇杷叶清肺胃热,降气止衄。三诊加小蓟凉血、止血,清热消肿,猫爪草消肿散结,蒲黄收敛止血,四诊喉中黏痰加竹茹、蝉蜕,二者有疏散风热、清热凉血的功效,善开胃郁,降胃中上逆之气使之下行。

　　王道坤教授指出鼻衄多由火热迫血妄行所致,其中以肺热、胃热、肝火为常见,但也可因阴虚火旺所致。另有少数患者,可由正气亏虚,血失统摄引起。《景岳全书·血证》曰:"凡治血证,须知其要,而血动之由,惟火惟气耳。故察火者,但察其有火无火,察气者,但察其气虚气实,知此四者而得其所以,则治血之法无余义矣。"故对于鼻衄者,王道坤教授遵循其治火、治气,治血三个原则调理并止血,从根本上消除致病因素,将其有效控制,延长发作间隔,才能达到标本兼治的效果,最终改善患者生活质量。

(丁　玲)

# 第六节　长期低热

## 一、西医对本病的认识

长期低热指体温上升为 37.4～38.0℃（舌下测温），除外生理性原因，并持续 1 个月以上。长期低热的病因超过 200 种，不同时期、不同地区其发病原因有所不同。长期低热的病因中，感染占首位，包括病毒、支原体、细菌及结核菌等，其次为风湿性疾病、恶性肿瘤、累及下丘脑体温调节中枢的疾病、机体散热障碍和其他原因（药物、输液反应、高钠血症和创伤等）。长期低热一般可分为器质性和功能性两大类。器质性长期低热常见，病因又以慢性感染为多，可见于结核、肝炎、局灶性化脓性感染；也可为非感染性，如风湿性疾病、甲状腺功能亢进症、恶性肿瘤等；功能性慢性低热可见于自主神经功能紊乱、妊娠、月经前。长期低热的热型多样，以弛张热及不规则热等热型多见。发热特点对于病因诊断有较大的参考价值。热程短，有乏力、寒战等中毒症状者，有利于感染性疾病的诊断；热程中等，但呈渐进性消耗、衰竭者，以肿瘤多见；热程长，无毒血症症状，但发作与缓解交替出现，则多见于结缔组织病。

## 二、中医对本病的认识

中医根据发病原因，将发热分为外感发热和内伤发热。外感发热是指感受六淫之邪或温热疫毒之气，导致营卫失和，脏腑阴阳失调，出现体温升高，伴有恶寒、面赤、烦躁、脉数等为主要临床表现的一类外感病证。内伤发热指不因感受外邪所导致的发热，并将其分为阴虚发热证、血虚发热证、气虚发热证、阳虚发热证、气郁发热证、痰湿郁热证和血瘀发热证。内伤发热一般起病较缓，病程较长，或有反复发热的病史，热势高低不一，但以低热为多，或自觉发热而体温并不升高；一般与肝郁气滞、瘀血阻滞、湿热内停、中气不足、血虚失养、肾精亏虚、阳气衰败等有密切的关系，根本在于机体气血阴阳的失调。根据临床特点来看，长期低热可归于内伤发热范畴。

## 三、工作室对本病的认识

在临床上本病患者散见于临床各科，内伤发热病机复杂，发病缓慢，病程较长，常常给患者带来很大痛苦，如治疗不对证，也会导致病情反复或者进一步复杂化。内伤发热的中医病因病机繁多，其中脾虚郁热是常易被忽视而又不容忽视的重要病机，其病位主要在脾肺两脏。其病机主要由于劳倦过度、饮食不调，或久病失治，导致脾胃虚弱、阴火内生，症见四肢发热、肌热、骨髓中热、困倦等临床表现。治疗当攻补兼施，标本兼治，临床常运用甘温除热之法，针对脾胃虚弱，郁热内发的病机，选择李东垣《内外伤辨惑论》的升阳散火汤治疗。中医学对发热的认识，立足于患者感知和医者感官判断，传统意义上讲，对于体温的量化不足，在医案中一般有"壮热""恶寒发热""烦热""潮热""寒热往来"等描述虽然中医对体温的描述不能精确到具体数值，但这些情况与西医学中体温计检测和热型的判断也有很多共性。王道坤教授在应用升阳散火汤治疗慢性低热时，尤其是气虚发热的患者，苦寒药不宜多用，因苦寒药不仅伤脾败胃，而且苦寒太过则化燥伤阴。

另外,慢性病尤其要重视以胃气为本,内伤低热,脾胃已弱,药量宜轻,宁可再剂,不可重剂。

## 四、验案举例

马某某,男,73 岁,初诊:2019 年 4 月 3 日。

主诉:低热 1 月,加重 1 周。

现病史:近 1 月无明显诱因出现低热,于我院呼吸科门诊就诊,查血常规、C 反应蛋白、胸部 CT 均未见异常,自服布洛芬 1 周。症状未好转,仍有低热。近 1 周,来患者低热时间明显延长,次数明显增加,遂求治于我科。既往有慢性胃炎病史。刻下症见:体温 37.3~38.0℃,上午发热多见,无咽痛,无流涕及咳嗽,神疲倦怠,下肢乏力明显,口干欲饮,饮食及大小便正常。舌质淡红,舌苔薄白,中间少许剥脱,右沉细弱,难以应指,左脉弦细。辅助检查:白细胞 $3.2×10^9$/L,中性粒细胞百分比56.5%,嗜酸性粒细胞百分比 0.5%,淋巴细胞绝对值 $1.16×10^9$/L,C 反应蛋白 1 mg/L;胸部 CT 结果示右肺尖小结节影,慢性支气管炎,肺气肿,肺大疱。

西医诊断:发热待查。

中医诊断:发热,气阴两虚证。

治则:甘温除热,滋阴清热。

方药:生黄芪 30 g,麸炒白术 15 g,陈皮 8 g,升麻 8 g,柴胡 12 g,太子参 10 g,青蒿 15 g,当归 10 g。

7 剂,每日 1 剂,水煎服 400 ml,早晚食后温服。

二诊:2019 年 4 月 10 日。

上周服药后体温稍下降,早晨体温 37.5℃ 左右,下肢乏力、神疲倦怠减轻,口干,大便不畅,日 1 次,腹胀,舌质淡红,舌苔薄白,中间少许剥脱,右沉细弱,难以应指,左脉弦细。上方加姜厚朴10 g,火麻仁10 g,麸炒枳实10 g。7剂,每日1剂,水煎服400 ml,早晚食后温服。

三诊:2019年4月17日。

患者这周开始体温已正常2天,大便正常,仍有少许下肢乏力、口干、神疲倦怠,舌质淡红,舌苔薄白,中间少许剥脱,右沉细弱,左脉弦细。守上方加酒肉苁蓉10 g,川牛膝15 g以资巩固。7剂,每日1剂,水煎服400 ml,早晚食后温服。

四诊:2019年4月23日。

患者近1周体温全都在正常范围,稳定在36.7℃左右,自觉神清气爽,口干改善,下肢乏力缓解,大便正常,腹部胀满,生气后、餐后多见,舌质淡红,舌苔薄白,中间少许剥脱,右沉细,左脉弦。上方炒枳实由10 g改为15 g,加炒麦芽10 g。嘱加强饮食调养,适当进行体育锻炼,禁恼怒,随访3个月,气虚症状明显减轻,且无发热。

按:本案为气虚内热,兼有阴虚。该患者口渴喜饮、舌质暗红,中间少许剥脱,为阴虚内热之象。李东垣《脾胃论》曰:"火与元气不两立,一胜则一负。脾胃气虚,则下流于肾,阴火得以乘其土位。"本案患者年过花甲,由于慢性胃炎病史,脾胃受损,中气下陷,则下焦阴火取而代之,发为内热,神疲倦怠,舌淡、右沉细弱,左脉弦细代表脾肾阳虚、气血不足,现在主要矛盾为气虚,故先用甘温除大热之法,选补中益气汤为主,生黄芪、太子参补脾益气;炒白术、健脾除湿;升麻、柴胡升举阳气;广陈皮理气和胃行滞以防滋腻;二诊加枳实、厚朴升降气机,理气和胃,三诊加川牛膝、肉苁蓉以补阳通便,四诊加用枳实、麦芽以健脾消食和胃,使得气血化源充足,当归、青蒿滋阴清热,黄芪合升麻升发脾胃清阳之气,使下陷阴分之脾胃元气回复中焦本位,柴胡疏肝解郁,并"引清气行少阳之气上升"以和肝用,配伍当归养血柔肝以补肝体,此两者疏肝养肝。本方阴阳兼顾,以补益气血为主,补脾以消阴火上冲,滋肾以滋阴退热,滋肾而不生湿,补脾而不生热,药中疾愈,2周热退。

# 五、体会

长期低热在中医属"内伤发热"范畴,早在《素问·调经论》中有:"有所劳倦,形气衰少,谷气不盛,上焦不行,下脘不通,胃气热,热气熏胸中,故内热。"《黄帝内经》提出"劳者温之,损者益之"的治疗原则,奠定了"气虚发热"理论的基础。古代医家将内伤发热之气虚发热的原因总结为这四点:一是由于脾胃气虚,中焦之气升发无力,以致寒从中生,此气虚于内,阳浮于外而致发热。二是由于气本属阳,烦劳过度,阳气消散外浮而致发热。三是营卫之气来源于水谷,后天之气不足,遂使营卫之气失于供给,而致营卫之气失调。四是由于各种原因而致气虚卫外不固。王道坤教授临床总结低热患者很大部分是脾胃气虚、营卫不和导致的发热,人之所以能发热,一是由于正邪交争而致发热恶寒或壮热,二是由于气机阻滞,三是阴寒内盛逼阳外出,四是阴虚而致阳亢为患,五是由于气虚。但不论如何,发热总和阴阳的失衡有关,但多数机理关系着营卫失调。

(丁 玲)

# 第七章　肿瘤(癌)及癌前病变

## 第一节　脑瘤

### 一、西医对本病的认识

脑和中枢神经系统肿瘤(简称脑瘤)是由一系列组织学特征、治疗方法和预后等存在较大差异的肿瘤组成。神经胶质瘤约占颅内肿瘤的40％～50％,分为1～4级,1～2级为偏良性的肿瘤,3～4级多为恶性肿瘤。目前绝大多数脑瘤发病机制尚不清楚,关键在于早期诊断,一旦发现,手术为第一选择,放射治疗、药物治疗和γ刀治疗仅适用于一部分患者,或作为手术后的补充治疗手段。

### 二、中医对本病的认识

脑瘤属于中医"脑瘤""头痛""眩晕"等范畴。《灵枢·经脉》:"人始生,先成精,精成而脑髓生。"《素问·五脏生成篇》:"诸髓者皆属于脑……"《灵枢·海论》:"髓海有余,则轻劲多力,自过其度……"在结构上脑为髓海,为精明之府。《灵枢·海论》:"髓海不足,则脑转耳鸣,胫酸眩冒,目无所见,懈怠安卧。"《素问·九针论》曰:"四时八风之客于经络之中,为瘤病者也。"在功能上,髓海易虚,易招致他邪。一般认为,脑瘤的发生与风邪关系密切,常夹痰、瘀、毒诸邪。

## 三、工作室对本病的认识

脑为清虚之地,"巅顶之上,惟风可达",髓海不充,虚风上扰清空,易生痰瘀诸邪,胶着成瘤。我们认为本病病位在脑,病理因素以风、痰、瘀为要,治疗以祛风化痰,通络开窍为法,方以自拟脑瘤通治方加减。

**基本方药:**桃仁 10 g,杏仁 10 g,石菖蒲 10 g,郁金 10 g,僵蚕 10 g,蝉蜕 5 g,白附子 5 g。

痰湿重加胆南星、竹茹;血瘀重加三七、皂角刺;腑热不通加番泻叶、火麻仁;阴虚风动加龟甲、鳖甲、白芍;肝肾不足加桑寄生、杜仲。

## 四、病案举例

刘某某,男,68 岁,初诊:2020 年 3 月 18 日。

主诉:神经胶质瘤术后 8 月,复发 1 周。

病史:患者 8 月余前因头痛、头晕,当地医院诊断为神经胶质瘤,行手术治疗,后病情平稳。1 周前复查头部 MRI 提示双侧基底节、左侧脑室旁异常信号,幕上脑积水,考虑肿瘤复发。为求中医治疗,家属携其来诊。刻下:头痛,头昏沉,情绪低落,自觉记忆力下降,无肢体活动障碍,大便偏干,2~3 日 1 行。面色晦暗,寡言,反应偏慢。舌淡暗,苔白细裂纹,脉弦细。

西医诊断:脑瘤。

中医诊断:脑瘤,风邪上扰,痰瘀阻窍证。

治则:祛风化痰,通络开窍。

方药:桃仁 10 g,三七 6 g,醋龟甲 10 g,醋鳖甲 10 g,白芍 10 g,火麻仁 15 g,白芷 10 g,皂角刺 8 g,杏仁 10 g,郁金 10 g,石菖蒲 10 g,僵蚕 10 g,蝉蜕 5 g,白附子 5 g,秦艽 10 g。

7 剂,每日 1 剂,早晚食后温服。嘱患者保持心情愉快,起居有节,天气晴朗时可到户外慢走活动。

二诊:2020 年 3 月 31 日。

药后头痛减,可主动交流,思维流畅,腰酸不舒,大便 1~2 日 1 行,尚通畅。舌脉同前。上方加豨莶草 20 g,6 剂,服法、调护同前。

随访患者,6 剂服完后已无明显不适,嘱其去秦艽、豨莶草,继服。后于当地抄方,服药 3 个月后复查 MRI 提示病灶较前缩小。

# 五、体会

本病论治受国医大师余瀛鳌先生论治癫痫病启发,用药思路及选药灵感均来自余老癫痫通治方。余老临证时主张辨病与辨证相结合,在掌握疾病发生发展规律的基础上,确立"通治法则",拟定"通治方"。我们从临床中发现,把握疾病的核心病机是取得疗效的关键,对于传染性疾病以及慢性疑难病,"通治方"往往更能体现疗效优势。疑难病病程较长,表现复杂,若不抓住核心病机,用药不显,则容易改弦更张,难得疗效;只有掌握了核心病机,才能运筹帷幄,守方取效。方中桃仁、杏仁祛瘀化痰,菖蒲、远志开窍辟秽,僵蚕、蝉蜕祛风软坚,以白附子祛风痰,引诸化痰散结之药上行,多组药对灵活配伍,若用于癫痫则加胆南星 6 g,白矾 1 g。

(郝　颖　顾景辉)

# 第二节　前列腺癌

## 一、西医对本病的认识

前列腺癌是老年男性泌尿生殖系统常见的恶性肿瘤之一,近年来发病率呈显著上升趋势,正逐步成为影响中国中老年男性健康的重要疾病。前列腺癌的发病具有明显的地区差异性及年龄相关性。由于前列腺癌发病隐匿、进展较慢,且我国未开展高危人群常规筛查,仅 1/3 的初诊前列腺癌患者属于临床局限性前列腺癌,多数患者初诊时已处于中晚期。前列腺癌的治疗方案包括手术、放化疗、激素疗法等,临床上常根据患者具体病情综合使用。

## 二、中医对本病的认识

本病属于中医"癃闭""癥瘕""淋证"等范畴,临床表现为尿频、尿急、血尿、排尿困难、射精痛、勃起障碍等。《素问·六节藏象论》云:"肾者,主蛰封藏之本,精之处也……"《素问·金匮真言论》说:"肾……开窍于二阴"。《景岳全书》谓:"凡脾肾不足及虚弱失调之人,多有积聚之病。"《医学纲目》指出:"癃者久病,为溺癃,淋涩点滴而出,一日数十次或百次,名淋病是也。"《素问·灵兰秘典论》云:"膀胱者,州都之官,津液藏焉,气化则能出矣。"中医一般认为本病病位在精室、膀胱,与脾肾关系密切。

## 三、工作室对本病的认识

本病总由肾气亏虚、瘀浊内阻而致,放化疗后热毒更伤肾元,多伴疲倦乏力等属虚劳之症,宜从肾论治,以扶正培本、减毒增效为主,方以自拟鹿芪扶正汤加减。

基本方药:黄芪 30 g,女贞子 10 g,鸡血藤 10 g,鹿角霜 10 g,白花蛇舌草 15 g,马鞭草 10 g。

腰膝酸软加桑寄生、狗脊;小便不利合五苓散、猪苓汤;尿血者加三七、阿胶;湿热重加萹蓄、滑石;瘀血重加当归、桃仁。

## 四、验案举例

刘某某,男,77 岁,初诊:2021 年 4 月 12 日。

主诉:尿频 3 月余。

病史:患者 3 月前因腰膝酸痛、尿频诊断为前列腺癌,行多西他赛＋泼尼松化疗治疗,腰膝酸痛、乏力、盗汗明显,复查游离前列腺特异性抗原(fPSA)2.524n g/ml、总前列腺特异性抗原(tPSA)32.216 ng/ml。为求中医治疗来诊。刻下症见:尿频,心悸,气短,乏力懒言,腰膝酸痛,盗汗,胃胀,眠差。舌淡暗,苔白,脉沉弦细。

西医诊断:前列腺癌。

中医诊断:虚劳,肾元亏虚,瘀毒内阻证。

治则:补益肾元,化瘀消积。

方药:黄芪 30 g,女贞子 10 g,鸡血藤 10 g,鹿角霜 10 g,地骨皮 15 g,白花蛇舌草 15 g,马鞭草 10 g,蚕茧 3 g,石斛 10 g,太子参 10 g,炒麦芽 10 g,炙甘草 10 g。

14 剂,每日 1 剂,早晚食后温服。嘱患者舒畅情志,均衡饮食,可练习八段锦等中医导引术。

二诊:2021 年 4 月 26 日。

药后小便频次较前减少,腰膝酸软、盗汗稍缓解,仍有乏力,心悸,纳食可。舌淡暗,苔白,脉沉细。上方黄芪加至 60 g,加灵芝 10 g,酒黄精 10 g,芦根 10 g,14 剂,服法、调护同前。

三诊:2021 年 5 月 10 日。

药后尿频、腰膝酸软、盗汗有所缓解,体力增加,口干。舌淡暗,苔白质偏干,脉沉细。上方黄芪减至 30 g,加人参 10 g,狗脊 10 g,百合 10 g,南沙参 10 g,当归 10 g,桃仁 10 g。14 剂,服法、调护同前。

后患者停化疗,上方加减服用半年,复查各项指标均已正常。

## 五、体会

《素问·阴阳应象大论》云:"阳化气,阴成形。"《素问·调经论》云:"血气者,喜温而恶寒,寒则泣而不能流,温则消而去之……"本病病位为下焦,有形之积当以温通散之,用药关键在于鹿角霜。《神农本草经疏》载鹿角:"咸能入血软坚,温能通行散邪,故主恶疮痈肿,逐邪恶气,及留血在阴中,少腹血急痛……"角能攻坚也,骨能入肾也,鹿角断后能生,可消阴助阳,祛瘀生新,是治疗伤中劳绝,腰痛羸弱要药。

(郝　颖)

# 第三节　肺癌

## 一、西医对本病的认识

肺癌又称原发性支气管肺癌,主要分为非小细胞肺癌和小细胞肺癌两种类型。肺癌是世界各国高发恶性肿瘤之一,近年来其发病率和死亡率均跃居我国恶性肿瘤首位。早期肺癌常无明显症状,多数患者就诊时已属晚期,故其 5 年生存率低于 20%。常规治疗方式包括手术、放化疗、靶向治疗、免疫治疗等。手术是早、中、晚期肺癌的主要治疗方式,放化疗存在较大的毒副作用,靶向及免疫治疗不良反应小,但价格昂贵。

## 二、中医对本病的认识

本病属于中医"肺积""息贲""肺壅"等范畴。《素问·奇病论》中有言:"病胁下满气逆,二三岁不已……病名曰息积。"《灵枢·百病始生》曰:"肠外寒气,汁沫与血相抟,则并合凝聚不得散而积成矣。"《严氏济生方》论述:"息贲之状,在右胁下,大如覆杯,喘息奔溢,是为肺积……"《圣济总录》曰:"肺积息贲气胀满咳嗽,涕唾脓血。""息积"即相当于肺癌,因"寒气""汁沫""血"凝聚而成。历代医家治疗本病多以"扶正气,化痰瘀"为法。

## 三、工作室对本病的认识

本病病位在肺,病性属虚实夹杂,病机为肺气不足,邪毒、痰、瘀凝聚,机体气机升降失常。因肺为华盖,肺体娇嫩,易感外邪。

又因肺主一身之气,朝百脉,主治节,故肺气宜充不宜虚。治疗以益气宣肺,化痰散结为法,方以自拟益肺消积汤加减。

基本方药:黄芪 30 g,女贞子 10 g,鸡血藤 10 g,灵芝 30 g,金荞麦 10 g,猫爪草 10 g,葶苈子 10 g,皂角刺 8 g。

脾虚加党参、白术、茯苓;痰多加杏仁、桔梗、浙贝;咯血加三七、白及、茜草炭;肺热津伤加桑叶、北沙参、天花粉;低热盗汗加地骨皮、白薇、墨旱莲;大便燥结加生地黄、玄参、麦冬。

## 四、验案举例

刘某某,女,85 岁,初诊:2018 年 2 月 5 日。

主诉:咳嗽半年,伴右胸隐痛 2 月。

病史:半年前患者出现咳嗽,痰多,乏力,未予重视,自服止咳类药物未缓解;2 月前因咳嗽,伴右胸隐痛来诊。刻下:咳嗽,白痰量多,右肺隐痛,乏力,语声低弱,大便干结,3～5 日/次。舌暗红,苔白,脉沉。

西医诊断:咳嗽。

中医诊断:咳嗽,气虚痰蕴证。

治则:益气化痰。

方药:黄芪 30 g,女贞子 10 g,鸡血藤 10 g,白茅根 10 g,金荞麦 10 g,灵芝 30 g,猫爪草 10 g,葶苈子 10 g,皂角刺 8 g,蜜紫菀 10 g,芦根 10 g,知母 10 g,橘红 10 g。

7 剂,每日 1 剂,早晚食后温服。嘱进一步排查恶性疾病。

后间断复诊,咳嗽、咳痰减,语声较前有力。4 月 18 日外院诊断为"右肺腺癌Ⅲ期",建议靶向治疗,患者及家属选择继续中医治疗。

二诊：2018 年 4 月 24 日。

药后痰量少，白色泡沫痰，仍觉乏力，右肺隐痛，纳差，大便偏干，1～2 日/次。舌暗，苔白，脉沉。

方药：黄芪 30 g，女贞子 10 g，鸡血藤 10 g，白茅根 10 g，金荞麦 10 g，灵芝 30 g，猫爪草 10 g，葶苈子 10 g，皂角刺 8 g，蜜紫菀 10 g，芦根 10 g，知母 10 g，仙鹤草 15 g，法半夏 9 g，麦芽 15 g，炒槐花 5 g。

14 剂，服法、调护同前。

三诊：2018 年 6 月 5 日。

药后咳嗽，白色泡沫痰，右肺隐痛，纳食不香，排便尚可。舌暗，苔白，脉沉。上方去炒槐花。14 剂，服法、调护同前。

后多次随诊，依上方加减，泡沫痰量渐减，偶有粉红色泡沫痰，加白及 10 g，地榆炭 10 g，茜草炭 10 g。

四诊：2018 年 8 月 9 日。

药后干咳，少量白痰，右胸隐痛不显。舌淡暗，苔白，脉沉滑。上方去炒槐花。14 剂，服法、调护同前。

方药：黄芪 30 g，女贞子 10 g，鸡血藤 10 g，白茅根 10 g，金荞麦 10 g，灵芝 30 g，猫爪草 10 g，葶苈子 10 g，皂角刺 8 g，蜜款冬花 10 g，芦根 10 g，知母 10 g，仙鹤草 15 g，法半夏 9 g，北沙参 10 g，天花粉 10 g，天冬 10 g，石斛 10 g。

7 剂，服法、调护同前。

上方随症加减，后加丝瓜络 30 g，橘络 30 g。11 月 10 日复查胸部 CT 示慢性支气管炎，未见癌灶。继续体质调理半年。电话随访 3 年未复发。

# 五、体会

肺气宜充不宜虚，宜通降不宜壅滞。《本草便读》记载黄芪"善达表益卫，温分肉，肥腠理，使阳气和利，充满流行"。黄芪色黄甘温，得土之正性正味，功专补脾，培土生金，重用可大补元气，复肺朝百脉，主治节之功。金荞麦，茎中空，根茎可扦插繁殖，升发力强，善散瘀止痛，又可健脾除湿，善治肺气壅滞兼脾虚者。猫爪草味辛行散，葶苈子苦泄辛散，两者合用可泻肺之实。此四药合灵芝、仙鹤草扶正除积，为用药之关键。

（郝　颖）

# 第四节　宫颈癌及癌前病变

## 一、西医对本病的认识

宫颈癌是全球主要公共卫生问题之一,发病率位于女性恶性肿瘤第 2 位,也是目前唯一病因明确且可预防的妇科恶性肿瘤。高危型人乳头瘤病毒(HR－HPV)持续感染是宫颈癌及其癌前病变的主要原因,定期筛查及早期预防非常关键。目前发现,HPV病毒有 100 多个型别,其中 40 个以上的型别与生殖道感染有关。根据引起宫颈癌的可能性,分为高危型、疑似高危型和低危型。前两者与高级别外阴、阴道、宫颈鳞状上皮内病变(SIL)相关,后者与生殖道疣及低级别外阴、阴道、鳞状上皮内病变相关。

宫颈癌癌前病变指 SIL,包括宫颈非典型增生(CNI)及宫颈原位癌,两者的上皮变化性质相同,程度不同。根据细胞异常的程度将 SIL 分为三级。SILⅠ级相当子宫颈轻度非典型增生,异形细胞局限于上皮层的下 1/3;SILⅡ级相当子宫颈中度非典型增生,异形细胞占上皮层的 1/2～2/3;SILⅢ级相当子宫颈重度非典型增生和(或)子宫颈原位癌,核分裂相增多。

## 二、中医对本病的认识

宫颈癌属于中医"带下病""癥瘕""阴疮""崩漏"等范畴。中国古代文献并无 HPV 感染的病名,当代医家根据其临床特点归于"带下病",认为该病的发病与房劳过度、不洁性生活、早婚、分娩次数等有密切关系,病机是人体正气受损,导致正气亏虚,淫邪外袭,加之情志内伤等导致冲任功能损伤,带脉失约,气血功能失调,脾气亏损,浊毒蕴结下注冲任带脉,瘀阻胞宫。宫颈癌则为秽浊之邪蕴积,日久络伤肉腐,而成癥瘕。

## 三、工作室对本病的认识

经过长时间的临床实践,结合名老中医经验,认为 HPV 属于寒湿性质病毒,针对高危型 HPV 感染提出了"温阳""化湿""解毒"的治疗原则,自拟扶正化浊解毒方;针对宫颈癌癌前病变、宫颈原位癌治疗,在扶正化浊解毒方基础上加用散结消癥之品。

HPV 感染基本方药:黄芪 30 g,炒白术 10 g,茯苓 10 g,乌药 10 g,肉桂 3 g,白花蛇舌草 15 g。

外阴尖锐湿疣加急性子、皂角刺、三棱、莪术;宫颈癌及癌前病变加鹿角霜、三棱、莪术。

## 四、验案举例

病案 1:田某某,女,33 岁。初诊:2020 年 5 月 17 日。

主诉:HPV39、58 型感染 1 年。

病史:患者 1 年前体检发现 HPV39、58 型感染,病理检查结果为宫颈黏膜组织低级别鳞状上皮内病变(LSIL/CINI),干扰素治疗效果不理想。为求中医治疗来诊。刻下症见:易疲乏,尿频,小腹凉,白带清稀,月经周期规律,色质量尚可。身形瘦弱。舌淡胖,苔白,脉沉。

中医诊断:带下病,脾虚湿蕴证。

西医诊断:宫颈上皮内病变Ⅰ级、宫颈高危型人乳头瘤病毒感染。

治则:健脾温阳,化湿解毒。

方药:黄芪 30 g,炒白术 10 g,茯苓 10 g,女贞子 10 g,鸡血藤 10 g,乌药 10 g,肉桂 4 g,败酱草 10 g,白花蛇舌草 10 g。

14 剂,每日 1 剂,早晚食后温服。嘱患者舒畅情志、规律作息、适当运动,避免贪凉受寒。

二诊:2020 年 6 月 1 日。

药后小腹凉程度减轻,尿频缓解,仍乏力,经前乳房胀痛。舌脉同前。上方去瞿麦,加柴胡 10 g,青皮 8 g,14 剂,服法、调护同前。

三诊:2020 年 6 月 15 日。

药后疲乏改善,小腹不觉凉。舌淡偏胖,苔白,脉沉。上方去青皮,加白芷 10 g,红景天 6 g,14 剂,服法、调护同前。

后上方随症加减,再服用 40 余剂,8 月 26 日复查 TCT 回报未见上皮内病变或恶性细胞。


病案 2:祖某某,女,42 岁。初诊:2023 年 7 月 1 日。

主诉:发现 HPV16、42、53 型感染 2 月。

病史:患者 2 月前体检发现 HPV16、42、53 型感染,病理检查结果为宫颈黏膜组织低级别鳞状上皮内病变,局部呈高级别鳞状上皮内病变(HSIL/CIN Ⅱ~Ⅲ),于当地医院预约 8 月初行激光手术。术前为求中医治疗来诊。刻下:腰酸,眠差多梦,二便可。月经周期正常,量少。舌淡,苔白,脉沉,尺弱。

中医诊断:带下病,气虚毒恋证。

西医诊断:宫颈上皮内病变 Ⅱ~Ⅲ级、宫颈高危型人乳头瘤病毒感染。

治则:益气温阳,化湿解毒。

方药:黄芪 30 g,炒白术 10 g,茯苓 10 g,女贞子 10 g,鸡血藤 10 g,乌药 10 g,肉桂 4 g,马鞭草 10 g,白花蛇舌草 10 g,半枝莲 10 g,石见穿 10 g,鹿角霜 10 g,三棱 10 g,莪术 10 g,合欢皮 10 g。

14 剂,每日 1 剂,早晚食后温服。嘱患者舒畅情志、规律作息、适当运动,避免贪凉受寒。

二诊:2020 年 7 月 15 日。

药后腰酸减,纳眠、二便尚可。舌脉同前。上方加仙鹤草 10 g。14 剂,服法、调护同前。

三诊:2020 年 7 月 29 日。

药后腰酸缓解,自觉手足温,纳眠、二便可。舌淡,苔白,脉沉。上方去半枝莲。14 剂,服法、调护同前。

后上方随症加减,再服用 40 余剂,2020 年 9 月 14 日复查病理,诊断为慢性宫颈炎。

# 五、体会

本病以西医检查结果为诊断、治疗、疗效评价依据,利用现代检查手段,扩展了中医"治未病"的诊治范围,可以更早期、更精准的辨病施治。本病由外感邪气而发,我们认为从感邪属性上来讲,HPV 属于寒湿性质病毒,提出了"温阳""化湿""解毒"的治疗原则,乌药、肉桂为用药之关键,元代《本草元命苞》载:"乌药味辛,性温,无毒。主中恶心腹绞痛……调妇人血气。"《医学入门》述肉桂"下行而补肾,相火不足"。二药同用,可散下焦之寒浊,复相火之温煦。同时我们总结出了"温""情""宜""居"的调护原则,强调防治一体、调治结合。

（郝　颖　顾景辉）

# 第五节　胃癌及癌前病变

## 一、西医对本病的认识

胃癌是指原发于胃黏膜上皮细胞的恶性肿瘤,其发病率和死亡率在各类恶性肿瘤中均居前位。我国早期胃癌占比较低,大多数发现时已是进展期,总体 5 年生存率不足 50％。胃癌的治疗策略是以外科为主的综合治疗。胃黏膜萎缩和肠化生属于癌前状态,肠化生是萎缩性胃炎的后期改变,其程度和范围与癌变的危险性呈正相关;胃上皮内瘤变属于癌前病变,二者均有胃癌发生风险。

## 二、中医对本病的认识

本病属于中医"伏梁""反胃""胃脘痛""噎膈"等范畴。《黄帝内经》记载"胃病者,腹胀,胃脘当心而痛……膈咽不通,食欲不下""邪在胃脘"。《金匮要略》描述"胃反"为"朝食暮吐,暮食朝吐,宿谷不化",指出其病机是"脾伤而不磨"。《诸病源候论》曰:"忧恚则气结,气结则不宣流……噎塞不通也",指出忧思悲郁可致气机结滞发为"噎膈"。《景岳全书》记载"或痰,或瘀,或食积阻滞不通,食物入胃,不得下达而呕吐,渐渐食下即吐,为反胃矣"认为"反胃"与痰、瘀、食积等相关。中医一般认为本病以脾胃虚弱为本,痰、热、瘀、毒为标。

## 三、工作室对本病的认识

本病病位在脾、胃,病性属虚实夹杂,病机为脾胃虚损,气机郁滞,瘀阻脉络,蕴生浊毒。患者常伴有形体消瘦、疲乏无力、不欲饮食、胃脘痞满或疼痛,治疗以健脾和胃,益气养血,解毒消癥为法,扶正与祛邪并重,方以自拟抗胃癌方加减。

基本方药:黄芪 30 g,白术 10 g,龙葵 10 g,鹿角霜 10 g,仙鹤草 10 g,重楼 4 g。

神疲气短加人参;食积不消加鸡内金、炒麦芽;呕吐频繁加姜半夏、旋复花、代赭石;胃脘胀满加佛手、香橼;气滞血瘀致胃脘痛加娑罗子、蒲黄、五灵脂。

中医认为慢性萎缩性胃炎伴肠化生的治疗原则为虚、滞、瘀。

## 四、验案举例

病案 1:刘某,男,62 岁。初诊:2022 年 9 月 30 日。

主诉:乏力 3 月余。

病史:患者 3 月前因乏力、头晕查血常规、铁三项,结果提示为缺铁性贫血,口服补铁剂,乏力改善不明显。为求中医治疗来诊。刻下症见:乏力,头晕,胃脘隐痛不适,食后加重,大便干燥,色暗。舌淡,苔白,脉细。查便潜血(+)。

西医诊断:缺铁性贫血。

中医诊断:虚劳,气血两虚。

治则:益气养血,健脾补肾。

方药:黄芪 20 g,白术 10 g,茯苓 10 g,淫羊藿 8 g,菟丝子 10 g,当归 5 g,鹿角霜 6 g,磁石 15 g,人参 8 g,骨碎补 10 g,知母

10 g,火麻仁 10 g。

颗粒剂,14 剂,每日 1 剂,早晚食后温服。建议患者消化科就诊行消化镜检查明确诊断。

二诊:2022 年 10 月 14 日。

药后乏力、头晕较前改善,仍有胃脘隐痛不适,食后加重,大便干结。舌淡,苔白,脉细。上方加鸡内金 10 g,炒麦芽 10 g。颗粒剂,14 剂,服法、调护同前。

三诊:2022 年 11 月 18 日。

胃肠镜病理报告(2022 年 10 月 27 日):(胃窦)考虑低分化腺癌。因肿瘤位置紧邻胰头,未予手术,行化疗术。患者刻下乏力、头晕改善,仍有胃脘隐痛不适,大便溏泄。舌淡,苔白,脉沉细。

西医诊断:胃癌。

中医诊断:胃癌,脾肾气虚证。

治则:益气养血,健脾补肾。

方药:生黄芪 20 g,白术 10 g,淫羊藿 8 g,菟丝子 10 g,当归 5 g,鹿角霜 10 g,龙葵 10 g,骨碎补 10 g,知母 10 g,鸡内金 10 g,仙鹤草 10 g,炒麦芽 10 g,重楼 4 g。

颗粒剂,14 剂,每日 1 剂,早晚食后温服。嘱患者舒畅情志,清淡高蛋白软食。

四诊:2022 年 12 月 9 日。

患者化疗后乏力、恶心明显,腹泻,反酸,白细胞低,化疗不耐受,停化疗。舌淡,苔白,脉沉。上方去淫羊藿、菟丝子,加人参 8 g,海螵蛸 10 g。14 剂,服法、调护同前。

五诊:2023 年 12 月 23 日。

药后乏力缓解,无恶心、反酸,胃脘痞满,大便颜色不深。舌淡,苔白,脉沉细。上方去当归、知母,加桂枝 10 g,娑罗子 10 g。14 剂,服法、调护同前。

2023 年 2 月 13 日复查胃镜,病理诊断:(胃窦)炎性肉芽组织及平滑肌组织,伴大量淋巴细胞、中性粒细胞为主的炎细胞浸润,未见肿瘤。继服中药 1 月巩固。

病案 2:侯某某,女,57 岁。初诊:2021 年 6 月 1 日。

主诉:胃脘痞满 5 月。

病史:患者 5 月前无明显诱因出现胃脘痞满,食后明显,自服健脾消食类药物,症状时轻时重。2 周前行胃肠镜检查,病理诊断(2021 年 5 月 20 日):(胃角)重度慢性萎缩性胃炎,重度肠化。为求中医治疗来诊。刻下症见:胃脘痞满,食后明显,焦虑,睡眠不实,二便尚可。舌暗红,苔白,脉弦细。

西医诊断:慢性萎缩性胃炎。

中医诊断:胃痞,气血郁滞证。

治则:健脾益气,理气通络。

方药:黄芪 30 g,炒白术 10 g,茯苓 10 g,三七 6 g,三棱 10 g,莪术 10 g,白花蛇舌草 15 g,藤梨根 10 g,旋覆花 18 g,枳壳 10 g,法半夏 9 g,炙甘草 6 g。

14 剂,每日 1 剂,早晚食后温服。嘱患者舒畅情志,规律饮食。

二诊:2021 年 6 月 16 日。

药后胃脘痞满减,纳眠、二便尚可。舌脉同前。上方加当归 8 g,14 剂,服法、调护同前。

三诊:2021 年 7 月 1 日。

药后胃脘、胁肋胀满，睡眠不实，二便尚可。舌暗，苔白，脉弦细。上方去藤梨根，加白芍 10 g，鸡内金 15 g，全蝎 3 g，龙葵 10 g，14 剂，服法、调护同前。

上方随症加减，间断服药至 11 月 25 日。2022 年 3 月 21 日复胃镜，病理诊断：(胃角)轻度慢性萎缩性胃炎，轻度肠化生。

# 五、体会

脾主运化，为后天之本，胃癌及癌前病变的成因与脾胃虚损相关，脾胃虚损，气血生化乏源，正气不足，邪欲猖獗，故健脾益气应贯穿治疗始终。胃癌一旦确诊，大部分会采取手术治疗，对于不能进行手术治疗以及癌前病变者，应标本兼治，即病防变，随方加入抗癌中药。《中药大辞典》记录仙鹤草可"止血，健胃"，治"劳伤脱力，痈肿"；明朝医家蒋仪在医著中记载其："滚咽隔之痰，平翻胃之秽"。《本草求原》载重楼可"益脾汁，升胃之清气，上行于肺，以益血行气壮精益肾，已瘰嗽内伤。活血，止血，消肿，解毒。"《唐本草》载龙葵"食之解劳少睡，去虚热肿。"此三味皆为治疗脾胃虚损，邪实瘀滞的良药，可用于胃癌的防治。

（郝　颖）

# 第八章 用药规律、特点与分析

| 疾病 | 关键药 |
|------|--------|
| 心衰病 | 葶苈子、红景天、丹参 |
| 心律失常 | 甘松、娑罗子、柴胡、桂枝、炙甘草 |
| 心脏瓣膜病 | 狗脊、桂枝、鹿角 |
| 结肠息肉 | 大血藤、薏苡仁、三棱、莪术、冬瓜子 |
| 消化性溃疡 | 红参(党参)、海螵蛸、白芍 |
| 甲状腺功能减退 | 淫羊藿 |
| 甲状腺功能亢进 | 钩藤、生黄芪、龟甲、女贞子、墨旱莲 |
| 糖尿病 | 淫羊藿、黄连、鸡内金、鬼箭羽 |
| 长期低热 | 青蒿、黄芪 |
| 带状疱疹 | 板蓝根、大青叶、蒲公英、野菊花、金银花 |
| 带状疱疹后遗神经痛 | 旋覆花、茜草、徐长卿、丝瓜络 |
| 甲状腺结节 | 猫爪草、木蝴蝶 |
| 尖锐湿疣 | 三棱、莪术、急性子、皂角刺、鸡内金 |
| 荨麻疹 | 银柴胡、首乌藤、秦艽、防风、桂枝 |
| 口腔扁平苔藓 | 制何首乌、半边莲、重楼 |
| 电解质紊乱 | 龟甲、附子、知母、山茱萸 |
| 乳腺结节 | 橘核、橘络 |
| 痛经 | 延胡索、枳壳 |
| 小儿多动症 | 防风、白附子 |
| 前列腺炎 | 鬼箭羽、吴茱萸、马鞭草、益母草 |

中药学本身就是各种文化融合体,有药理学、化学,甚至是哲

学和心理学,当然涉及临诊还有各家的经验学。

我们在用药时,以取象比类思维为指导,参考药物自然特点,比如参考药物的生长环境、药物部位、药物生长习性、药物形状等。如凤尾草生长于半阴湿的岩石及墙角石隙中,治疗人体位置偏下偏阴湿的疾病,如妇科带下病会有奇效。鹿角可再生,《冯氏锦囊秘录》中记灵鹿角"行血消肿,辟恶气而已。咸能入血软坚,温能通行散邪,故主恶疮痈肿,逐邪恶气及留血在阴中。少腹血结痛,折伤恶血等证。"也对于瓣膜疾病效果明显。木蝴蝶形似甲状腺,善治疗甲状腺结节;橘络形似乳房脉络,善治疗乳腺疾病。头面部疾病应用白附子祛风痰,定惊搐,用于小儿多动症效果良好。皂角刺为豆科植物皂荚的棘刺,取象比类,可刺破肿物,凡痈疽未破者,能开窍,已破者能引药达疮所,治疗尖锐湿疣可消除疣体。正所谓以名家为师、以患者为师、以自然为师,这也是中药源源不断的生命力所在。

(顾景辉　孙俊建　郝　颖　丁　玲　于美丽)

# 附录 有效案例图片和
# 工作室记录图片展示

## 一、胃癌治疗前后

姓　名：二根　　　性别：男　　　年龄：61　　　住院　号：

送检科室：消化内科门诊　床号：　　　门诊号：0002859074

送检医生：二明　　　　　　　　　收到日期：2022-10-27

临床诊断：1:腹部不适2:胃镜检查3:慢性胃炎4:胃溃疡

肉眼所见：（瓶一）灰白软组织一块，直径0.1cm，质软，全埋。
　　　　　（瓶二）灰白软组织一块，直径0.1cm，质软，全埋。

镜下所见：（胃窦）、（胃窦）胃黏膜腺体增生融合，细胞异型明显，可见核分裂象。

病理诊断：（胃窦）、（胃窦）考虑低分化腺癌，建议免疫组化进一步诊断。

**治疗前**

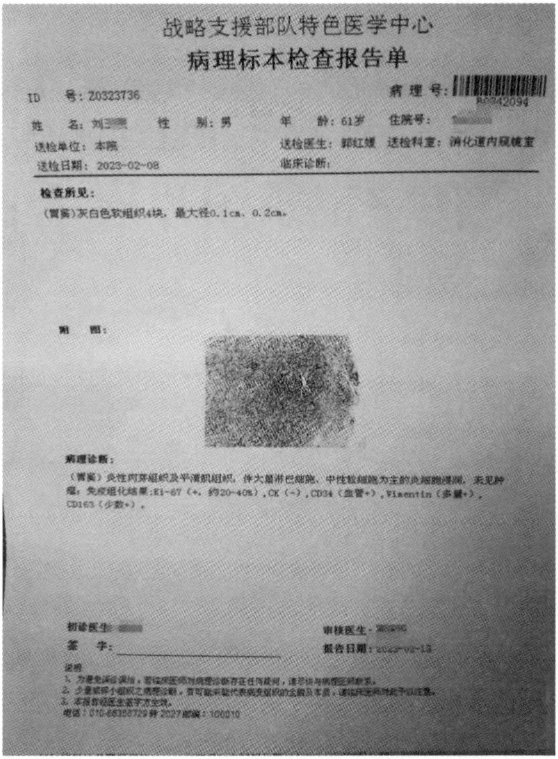

治疗后

## 二、重度萎缩性胃炎治疗前后

治疗前

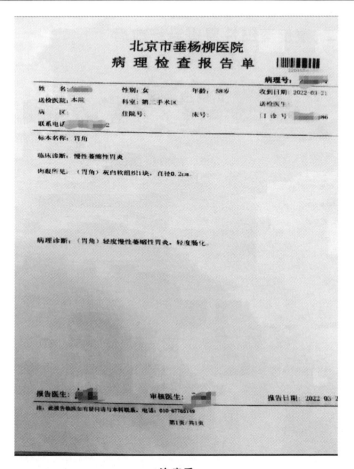

治疗后

# 三、宫颈癌前病变治疗前后

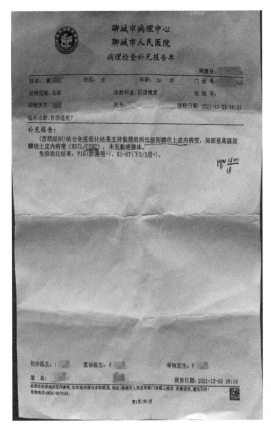

治疗前

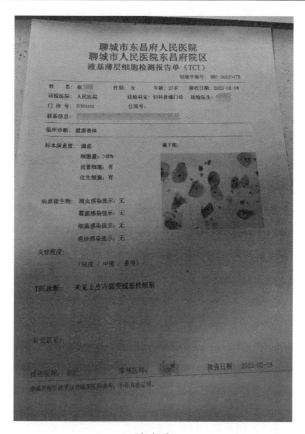

治疗后

# 四、宫颈癌前病变治疗前后阴道镜下图片对比

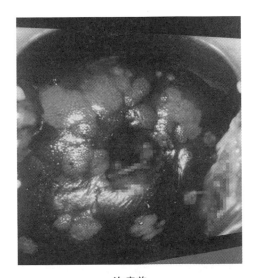

治疗前

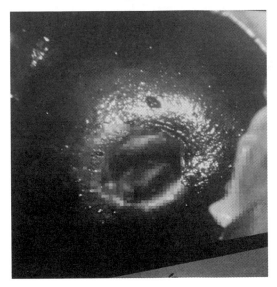

治疗后

## 五、心脏瓣膜病治疗前后

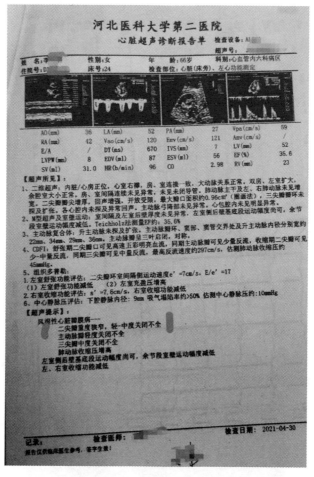

治疗前

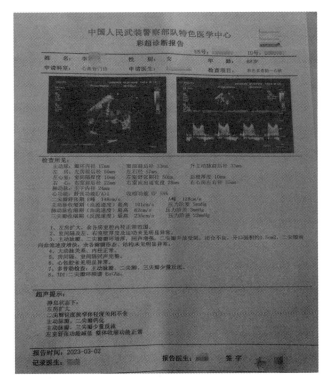

治疗后

## 六、工作室近几年获得的认可

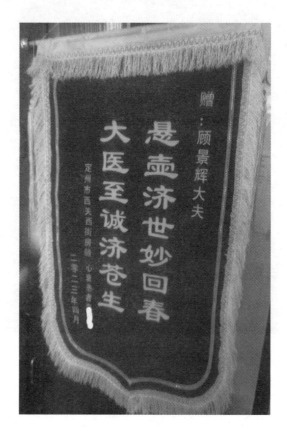

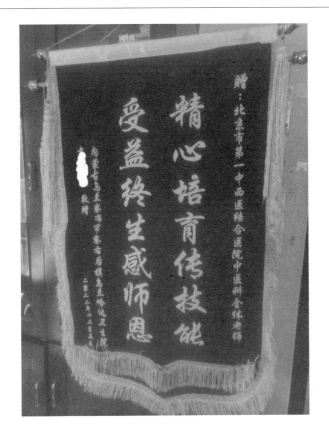

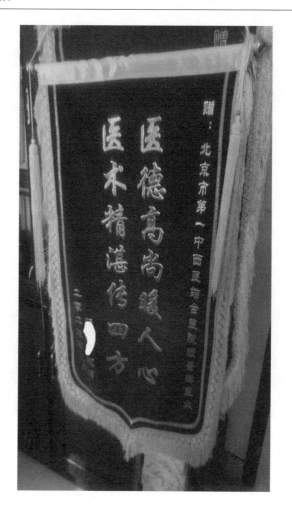

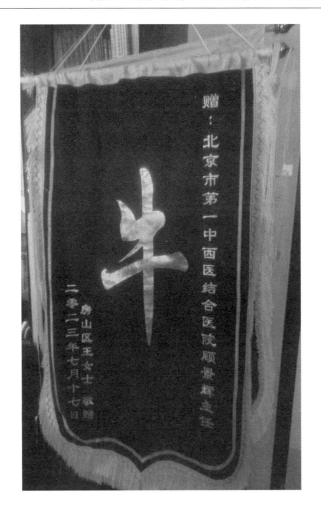

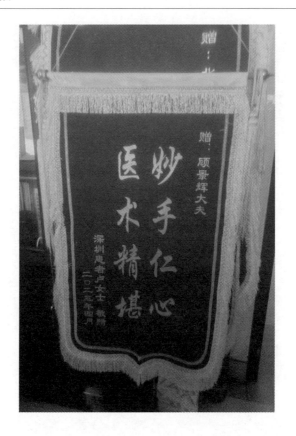

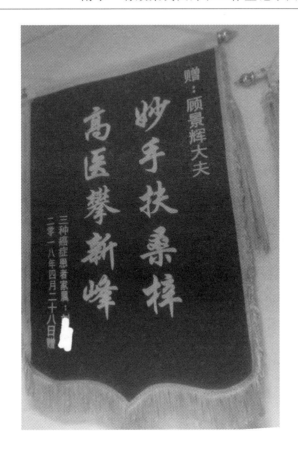

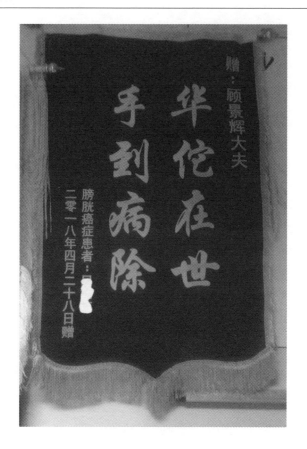

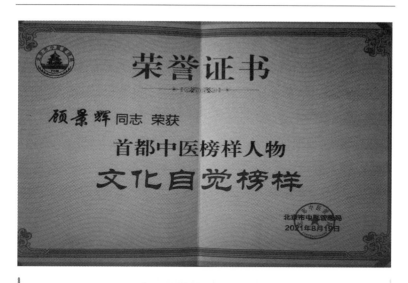

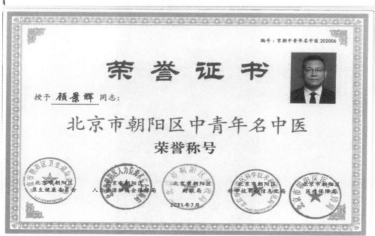

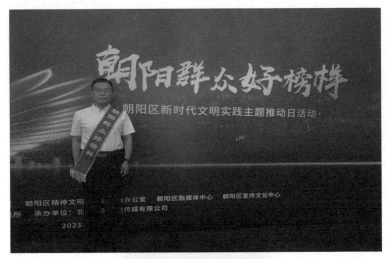

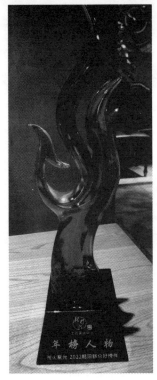

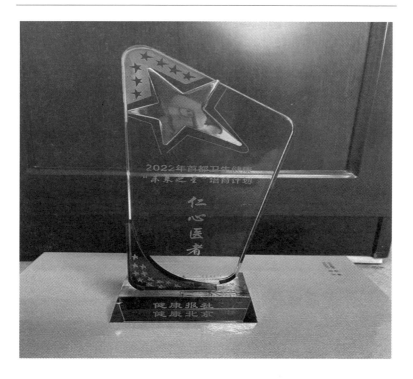

## 七、王道坤教授学术思想研究成果

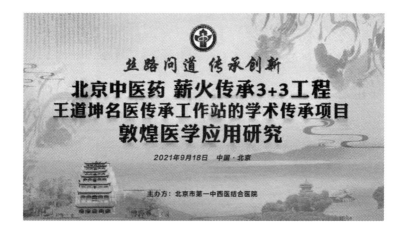

## 八、王道坤教授工作室牌匾

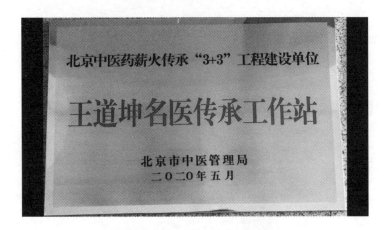

## 九、王道坤教授同学生一起临诊

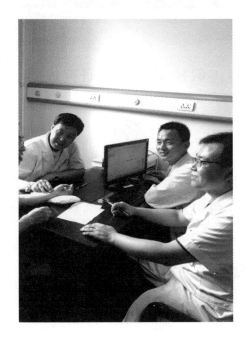